国家执业药师职业资格考试 必背采分点

药学综合知识与技能

主编 ◎ 张 旭

扫码加入读者圈
与作者深入交流
获取最新大纲变化资讯

全国百佳图书出版单位
中国中医药出版社
·北京·

图书在版编目（CIP）数据

药学综合知识与技能/张旭主编. —北京：中国中医药出版社，2021.3
（国家执业药师职业资格考试必背采分点）
ISBN 978-7-5132-6587-4

Ⅰ.①药… Ⅱ.①张… Ⅲ.①药物学-资格考试-自学参考资料
Ⅳ.①R9

中国版本图书馆 CIP 数据核字（2020）第 256898 号

中国中医药出版社出版

北京经济技术开发区科创十三街 31 号院二区 8 号楼
邮政编码　100176
传真　010-64405721
三河市同力彩印有限公司印刷
各地新华书店经销

开本 787×1092　1/32　印张 12　字数 239 千字
2021 年 3 月第 1 版　2021 年 3 月第 1 次印刷
书号　ISBN 978-7-5132-6587-4

定价　49.00 元
网址　www.cptcm.com

社 长 热 线　010-64405720
购 书 热 线　010-89535836
维 权 打 假　010-64405753

微信服务号　zgzyycbs
微商城网址　https://kdt.im/LIdUGr
官方微博　　http://e.weibo.com/cptcm
天猫旗舰店网址　https://zgzyycbs.tmall.com

如有印装质量问题请与本社出版部联系（010-64405510）
版权专有　侵权必究

药学综合知识与技能
编委会

主　审　田　燕
主　编　张　旭
副主编　杨春雨　田　力
编　委　王红微　李　东　付那仁图雅
　　　　　孙石春　李　瑞　孙丽娜
　　　　　何　影　刘艳君　齐丽娜
　　　　　董　慧　张　彤　白雅君

前　言

国家执业药师职业资格考试属于职业准入考试，凡符合条件经过考试并成绩合格者，颁发"执业药师职业资格证书"，表明其具备执业药师的学识、技术和能力。本资格在全国范围内有效。考试分药学专业和中药学专业。由于考试重点、难点较多，广大考生在复习考试中很难适应，这对于专业基础比较薄弱、信心不足的考生来说，非常有必要借助考试辅导用书来提高自身的应试能力。

应广大考生要求，多年从事执业药师职业资格考试考前培训的权威专家团队依据最新版《国家执业药师职业资格考试大纲》，编写了这套《国家执业药师职业资格考试必背采分点》丛书。本套丛书共7本，分别为《药事管理与法规》《药学专业知识（一）》《药学专业知识（二）》《药学综合知识与技能》《中药学专业知识（一）》《中药学专业知识（二）》《中药学综合知识与技能》。丛书将考试大纲和复习指导用书融为一体，根据考试真题或常考习题，划出"必背采分点"，便于考生利用碎片时间复习；同时加入考试真题，帮助学生熟悉出题思路，使其临考不至于慌乱，并对难点和重点给予考点提示，便于考生掌握。本套丛书主要供参加国家执业药师职业资格考试的考生使用。

我们相信，只要考生们认真学习，在本套丛书的帮助下一定能够顺利通过国家执业药师职业资格考试。

《国家执业药师职业资格考试必背采分点》编委会
2020 年 12 月

编写说明

本书是2021年《国家执业药师职业资格考试必背采分点》丛书之一，由多年从事执业药师职业资格考试考前培训的权威专家根据最新版《国家执业药师职业资格考试大纲》及《国家执业药师职业资格考试指南》的内容要求精编而成。

本书将考试大纲和复习指导用书融为一体，书中内容按照章节编排，包括执业药师与药学服务、药品调剂和药品管理、用药安全、药物治疗管理与健康促进、常见病症的健康管理、呼吸系统常见疾病、心血管系统常见疾病、神经精神系统常见疾病、消化系统常见疾病、常见内分泌及代谢性疾病、泌尿系统常见疾病、血液系统常见疾病、肿瘤、常见骨关节疾病、常见病毒性疾病、妇科系统常见疾病、中毒解救。以历年考试真题或常考习题为重点，划出"必背采分点"，非常便于记忆。同时加入考试真题，并对难点和重点给出少量的"考点提示"，复习重点突出，便于考生掌握考试脉络。本书具有很强的针对性和实用性，供参加2021年国家执业药师职业资格考试的考生使用。

本书的第一章到第十六章由张旭编写，第十七章到第二十章由杨春雨、田力编写，其余编者在搜集、整理资料及书稿校正中承担了一定的工作，在此深表感谢。

本书涉及内容广，不妥之处恳请各位读者提出宝贵意见，以便再版时修订提高。

《药学综合知识与技能》编委会
2020 年 12 月

目 录

第一章　执业药师与药学服务 …………………… 1
　第一节　药学服务及其模式 …………………… 1
　第二节　药学信息服务与用药咨询 …………… 6

第二章　药品调剂和药品管理 …………………… 10
　第一节　处方与处方调剂 ……………………… 10
　第二节　处方审核 ……………………………… 13
　第三节　处方调配 ……………………………… 21
　第四节　药品管理和供应 ……………………… 24

第三章　用药安全 ………………………………… 29
　第一节　用药错误与防范 ……………………… 29
　第二节　药物不良反应与药物警戒 …………… 37
　第三节　药源性疾病 …………………………… 41
　第四节　老年人安全用药 ……………………… 46
　第五节　妊娠期妇女、哺乳期妇女、儿童及其他
　　　　　特殊人群用药 ………………………… 49

第四章　药物治疗管理与健康促进 ……………… 61
　第一节　药物治疗方案的设计与评估 ………… 61
　第二节　常用医学检查 ………………………… 64

第三节　疾病管理与健康宣教 …………………… 77
第四节　抗菌药物的合理使用 …………………… 81

第五章　常见病症的健康管理 …………………… 87

第一节　发热 ……………………………………… 87
第二节　疼痛 ……………………………………… 91
第三节　痛经 ……………………………………… 96
第四节　咳嗽 ……………………………………… 97
第五节　普通感冒 ………………………………… 99
第六节　流行性感冒 ……………………………… 102
第七节　急性咽炎和扁桃体炎 …………………… 105
第八节　过敏性鼻炎 ……………………………… 106
第九节　口腔溃疡 ………………………………… 110
第十节　消化不良 ………………………………… 113
第十一节　便秘 …………………………………… 115
第十二节　腹泻 …………………………………… 119
第十三节　肠道寄生虫病 ………………………… 123
第十四节　痔疮 …………………………………… 125
第十五节　视疲劳 ………………………………… 127
第十六节　干眼症 ………………………………… 129
第十七节　沙眼 …………………………………… 131
第十八节　急性结膜炎 …………………………… 134
第十九节　痤疮 …………………………………… 137

目 录

第二十节　荨麻疹 …………………………… 140
第二十一节　湿疹 …………………………… 143
第二十二节　手足真菌感染 ………………… 144
第二十三节　昆虫叮咬 ……………………… 149
第二十四节　烫伤 …………………………… 150
第二十五节　冻伤（疮）…………………… 152
第二十六节　超重和肥胖 …………………… 154
第二十七节　脂肪肝 ………………………… 156
第二十八节　中暑 …………………………… 159

第六章　呼吸系统常见疾病 …………………… 161
　第一节　急性气管-支气管炎 ……………… 161
　第二节　社区获得性肺炎 ………………… 163
　第三节　支气管哮喘 ……………………… 166
　第四节　慢性阻塞性肺疾病 ……………… 171
　第五节　肺结核 …………………………… 175

第七章　心血管系统常见疾病 ………………… 179
　第一节　高血压 …………………………… 179
　第二节　冠状动脉粥样硬化性心脏病 …… 186
　第三节　血脂异常 ………………………… 191
　第四节　心力衰竭 ………………………… 196
　第五节　心房颤动 ………………………… 200
　第六节　深静脉血栓形成 ………………… 205

· 3 ·

第八章 神经精神系统常见疾病 ·········· 209
- 第一节 缺血性脑血管病 ·········· 209
- 第二节 出血性脑血管病 ·········· 213
- 第三节 癫痫 ·········· 217
- 第四节 帕金森病 ·········· 221
- 第五节 痴呆 ·········· 225
- 第六节 焦虑障碍 ·········· 228
- 第七节 抑郁症 ·········· 232
- 第八节 失眠症 ·········· 237

第九章 消化系统常见疾病 ·········· 241
- 第一节 胃食管反流病 ·········· 241
- 第二节 消化性溃疡 ·········· 245
- 第三节 溃疡性结肠炎 ·········· 249
- 第四节 肠易激综合征 ·········· 254
- 第五节 胆石症与胆囊炎 ·········· 257

第十章 常见内分泌及代谢性疾病 ·········· 260
- 第一节 甲状腺功能亢进症 ·········· 260
- 第二节 甲状腺功能减退症 ·········· 264
- 第三节 糖尿病 ·········· 267
- 第四节 骨质疏松症 ·········· 274
- 第五节 高尿酸血症与痛风 ·········· 278
- 第六节 佝偻病 ·········· 282

第十一章　泌尿系统常见疾病 ………………… 286
- 第一节　尿路感染 ……………………………… 286
- 第二节　尿失禁 ………………………………… 289
- 第三节　下尿路症状/良性前列腺增生症 …… 291
- 第四节　慢性肾脏病 …………………………… 294
- 第五节　男性性功能障碍 ……………………… 297

第十二章　血液系统常见疾病 ………………… 300
- 第一节　缺铁性贫血 …………………………… 300
- 第二节　巨幼细胞性贫血 ……………………… 304

第十三章　肿瘤 ………………………………… 307
- 第一节　肿瘤的临床基础 ……………………… 307
- 第二节　肿瘤的治疗与预防 …………………… 310
- 第三节　缓和医疗 ……………………………… 314

第十四章　常见骨关节疾病 …………………… 318
- 第一节　类风湿关节炎 ………………………… 318
- 第二节　骨性关节炎 …………………………… 322

第十五章　常见病毒性疾病 …………………… 325
- 第一节　病毒性乙型肝炎 ……………………… 325
- 第二节　艾滋病 ………………………………… 327
- 第三节　带状疱疹 ……………………………… 330
- 第四节　单纯疱疹 ……………………………… 333

第十六章 妇科系统常见疾病 …………………… 336
 第一节 阴道炎 …………………………………… 336
 第二节 盆腔炎性疾病 …………………………… 338
 第三节 多囊卵巢综合征 ………………………… 341
 第四节 绝经综合征 ……………………………… 344
 第五节 避孕保健 ………………………………… 347
第十七章 中毒解救 ………………………………… 353
 第一节 一般救治措施 …………………………… 353
 第二节 催眠药、镇静剂、阿片类及其他常用
     药物中毒 ………………………………… 357
 第三节 有机磷、香豆素类杀鼠药、氟乙酰胺、
     氰化物、磷化锌及各种重金属中毒 …… 361
 第四节 蛇咬伤中毒 ……………………………… 368

第一章 执业药师与药学服务

第一节 药学服务及其模式

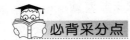 **必背采分点**

1. 药学服务是药师应用药学专业知识向公众（包括医务人员、患者及家属）提供直接的、负责任的且与用药相关的服务，**以期提高药物治疗的安全性、有效性、经济性和适宜性**，从而改善和提高人类生活质量。

2. 药学服务最基本的要素是"<u>与药物有关</u>"的"<u>服务</u>"。

3. 药学服务中的"服务"具有很强的<u>社会属性</u>。

4. 药学服务的对象是广大公众，包括患者及家属、医护人员和卫生工作者、<u>药品消费者和健康人群</u>。

5. 各地要结合医学模式转变，<u>推进药学服务从"以药品为中心"转变为"以患者为中心"，从"以保障药品供应为中心"转变为"在保障药品供应的基础上，以</u>

重点加强药学专业技术服务、参与临床用药为中心"。

6. 加大药品使用改革力度，全链条推进药品领域改革，促进合理用药，保障人民健康，对**提升药事服务能力**具有重要的指导意义。

7. **药物重整的主要流程**包括：收集用药清单；整理医嘱药物，发现不适当用药，与医疗团队成员讨论并调整治疗药物，形成新的用药清单；新的用药清单交予患者，告知其须在转诊过程中携带。

8. 药学服务的宗旨是**提高患者的生命质量**。

9. **药物代谢动力学**是研究药物在机体内吸收、分布、代谢、排泄过程的学科，药－时曲线是其主要表观标志。

10. **药物效应动力学**是研究药物随暴露量变化而在机体内产生药理效应定量变化的学科，量－效曲线是其主要表观指征。

11. 循证医学（EBM）的本质就是**利用信息技术对证据进行深入挖掘与加工，从而解决某一实际的医（药）学问题**。

12. **用药风险**可来自药物不良事件（包括天然风险和人为风险）、用药错误和药品质量缺陷。

13. 治疗药物的**有效性和安全性评价**是药物评价的关键要素。

14. 新药按照《药物临床试验质量管理规范》要求必须经过**四期**的临床试验,即上市前要经过三期(Ⅰ期、Ⅱ期和Ⅲ期)临床试验;批准上市后还要经过Ⅳ期临床试验。

15. 执业药师应通过审核处方、用药指导和用药咨询等药学服务工作,在<u>减少医疗差错、增进病患用药质量</u>方面提供更多专业保障。

16. 提供药学服务的药师必须**具有药学专业背景,具备扎实的药学专业知识**(同时了解一定的中药学专业知识)、临床医学基础知识以及开展药学服务工作的实践经验和能力,并具备与药学服务相关的药事管理与法规知识、医学人文知识、沟通技巧及高尚的职业道德。

17. 药师的<u>基本技能</u>是指完成优化药物治疗方案、开展合理用药及公众健康宣教所需要的工作技能,包括审核处方、调配处方、发药与用药教育、药品管理、药物咨询、不良反应监测和药物治疗方案的优化等能力。

历年考题

【A型题】1. 收集用药清单,整理医嘱,发现不适当用药并建议调整治疗方案的过程称为( )

　　A. 处方审核　　　　B. 药物重整

　　C. 药物重整　　　　D. 药物等效性评价

E. 药品综合评价

【考点提示】C。药物重整的详细定义为在患者药物治疗的每一个不同阶段（入院、转科或出院时），药师通过与患者沟通或复核，了解其在医疗交接前后的整体用药情况是否一致，与医疗团队一起对不适当的用药方案进行调整，并做详细而全面的记录，从而预防医疗过程中的药物不良事件，保证患者用药安全的过程。

【B型题】(2~4题共用备选答案)

药品不良反应(ADR)的机制和影响因素错综复杂，遇到ADR时，需要进行因果关系评价。

A. 肯定
B. 很可能
C. 可能
D. 可能无关
E. 无法评价

2. 患者，男，32岁，因细菌性扁桃体炎口服阿莫西林胶囊，出现全身瘙痒，立即停药，无特殊治疗，患者症状逐渐好转，为再给阿莫西林胶囊治疗，该ADR的因果关系评价结果是(　　)

3. 患者，男，45岁，因男性乙型肝炎给予干扰素治疗，治疗1个月后，患者出现脱发，停用干扰素后，脱发症状好转，再次给予干扰素治疗，患者再次出现脱发。该ADR的因果关系评价结果是(　　)

4. 患者，男，45岁，因社区获得性肺炎入院，入院时9月8日查血常规提示：血小板（PLT）$88×10^9$/L，9月9日开始给予左氧氟沙星抗感染治疗，一周后肺炎治愈，9月11日查血小板（PLT）$90×10^9$/L，9月20日查血常规提示：血小板（PLT）$92×10^9$/L，患者既往血常规情况不详。该患者血小板减少与氧氟沙星的因果关系评价结果是（　　）

【考点提示】B、A、E。很可能：无重复用药史，余同"肯定"，或虽然有合并用药，但基本可排除合并用药导致反应发生的可能性。肯定：用药及反应发生时间顺序合理；停药以后反应停止，或迅速减轻或好转（根据机体免疫状态，某些ADR反应可出现在停药数天以后）；再次使用，反应再现，并可能明显加重（即激发试验阳性）；有文献资料佐证；排除原患疾病等其他混杂因素影响。无法评价：报表缺项太多，因果关系难以定论，资料又无法补充。

【X型题】5. 药师应提供的服务内容包括（　　）

A. 用药咨询　　　　　B. 药品保障供应
C. 药品干预　　　　　D. 药物重整
E. 药物治疗管理

【考点提示】ACDE。药学服务的主要实施内容包括：①协助医护人员制定和实施药物治疗方案；②指导、帮助患者合理使用药物；③积极参与疾病的预防、治疗和保健；④定期对药物的使用和管理进行科学评价。具体可以细化到处方审核与调剂、静脉药物配置、制剂、药品检验、药品管理、质量监督、临床药学、药学信息、药学研究、药学教育、药事管理等多个环节。

第二节 药学信息服务与用药咨询

1. **药学信息服务（DIS）核心**是以循证药学的理念为临床提供高质量、高效率的用药相关信息，帮助解决患者的实际问题，使患者用药更安全、有效、合理，同时收集、整理、编写医药学资料，进行学术交流，提高专业水平。

2. 药学信息的来源主要是大型参考书、工具书，必要时使用**数据库、政府或学（协）会组织网站、索引和文摘类刊物**。

3. 药学信息按照其最初来源通常分为**三级**，即以期刊发表的原创性论著为主的一级信息、引文和摘要服务为主的二级信息以及参考书和综述型数据库为主的三级信息。

4. 目前可以通过**权威性、补充性、归因性、合理性、新颖性、网站人员、赞助商信息、广告诚信性**等几个方面来分析并衡量网络信息的质量。

5. 药学信息的处理一般经历 5 个循环往复的阶段：**信息寻找阶段、信息收集阶段、信息整理阶段、信息再生阶段和再生信息传递阶段**。

6. 用药咨询可以有**当面用药指导、电话咨询、书信咨询、传真咨询、邮件咨询、网络咨询、智能手机软件平台咨询**等多种形式。

7. **咨询服务一般包括**了解提问者背景、了解问题背景、理清或重整问题并分类、决定药物资讯搜索策略、检索讯息、对查询到的资料进行评估分析、组织答案、形成记录、回答问题、随访并建立档案等**步骤**。

8. 根据**用药咨询对象的不同**，可以将其分为患者、医师、护士和公众的用药咨询。

9. 药师可着重从**提高药物治疗效果和降低药物治疗风险**方面向医师提供用药咨询服务。

10. 鉴于护理工作在于执行医嘱、实施药物治疗（注射给药和口服用药），护士需要更多地获得有关**口服药物剂量、用法**，注射药物配制溶剂、稀释容积与浓度，静滴速度，输液药物的稳定性和配伍禁忌等信息。

11. 氯化钾注射液**切忌直接静脉注射**，于临用前稀释，否则不仅引起剧痛，甚至可引发心脏停搏。

12. 药师与患者沟通的**注意要点**：①准确介绍自己，说明来意。②注意保护隐私。③认真倾听。④观察和评

药学综合知识与技能

估。⑤避免使用专业的医学术语和患者交流。⑥明确交流的目的,药师要能够把握谈话的主题与深度。⑦在对方回答完几个问题后要及时小结并反馈给对方。⑧给予正确的用药指导。⑨注意控制谈话时间与所提供信息量。

历年考题

【A 型题】1. 三级信息源的优点是( )

A. 内容广泛,使用方便

B. 内容准确,没有偏倚

C. 内容更新快速准确

D. 作者转录数据准确

E. 提供内容全面细致

【考点提示】A。三级信息源优点:①对一个具体问题所提供的信息简明扼要;②内容广泛,使用方便;③有的还提供疾病与药物治疗的基础知识。

【X 型题】2. 药师与患者沟通中,常用开放性问题获得所需信息,以下问题中,属于开放性问题的有( )

A. 您今天早晨吃药了吗?

B. 您出现过药物过敏吗?

C. 您平时去哪里买药?

D. 您会经常忘记吃药吗?

E. 您是如何保证按时服药的?

【考点提示】BCE。开始交流时,多用开放性问题,如"您目前在使用什么药物呢?""您在入院前在其他地方(药房、诊所、其他医院)接受过什么治疗吗?""您对使用的药物有什么问题吗?"等。鼓励患者自由讲述他们对药物和治疗的疑惑,从而让患者了解到药师对他们的问题是感兴趣并乐于提供帮助的。交谈期间适时用点头、鼓励的眼神和简短的话语如"嗯""还有吗?"鼓励患者尽可能完整地回忆和回答。

【X型题】3. 属于一级信息源的有(　　)

A. 《中国药学杂志》

B. 《新编药物学》

C. 《中国药学文摘》

D. 《中国医院药学杂志》

E. 《中国执业药师》杂志

【考点提示】ADE。《中国药学文摘》是二级信息源;《新编药物学》是三级信息源。

第二章 药品调剂和药品管理

第一节 处方与处方调剂

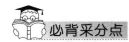

1. 处方包括<u>医疗机构病区用药医嘱单</u>。
2. 处方具有法律性、技术性和<u>经济性</u>。
3. 处方格式由<u>前记、正文、后记</u>组成。
4. 处方分为<u>麻醉药品处方、急诊处方、儿科处方、普通处方</u>等。
5. 普通处方的印刷用纸为<u>白色</u>。
6. 急诊处方印刷用纸为<u>淡黄色</u>,右上角标注"急诊"。
7. 儿科处方印刷用纸为<u>淡绿色</u>,右上角标注"儿科"。
8. 麻醉药品和第一类精神药品处方印刷用纸为<u>淡红色</u>,右上角标注"麻、精一"。
9. 第二类精神药品处方印刷用纸为<u>白色</u>,右上角标注"精二"。

10. <u>处方调配的一般程序</u>是认真审核处方，准确调配药品，正确书写药袋或粘贴标签，注明患者姓名和药品名称、用法、用量，包装药品；向患者交付药品时，按照处方用法或药品说明书进行用药交代与指导，包括每种药品的用法、用量、注意事项等。

11. 药师调剂处方时必须做到"<u>四查十对</u>"。

历年考题

【A 型题】1. 处方正文内容包括(　　)
 A. 患者姓名、性别、年龄、临床诊断、开具日期
 B. 执业医师签名、执业药师签名、收费人员签名
 C. 患者的身份证号、代办人员的姓名及身份证号
 D. 药品名称、剂型、规格、数量、用法用量
 E. 药品不良反应、药品的禁忌证

【考点提示】D。处方正文 Rp 或 R（拉丁文 Recipe "请取"的缩写标示）分列药品名称、剂型、规格、数量、用法用量）。

【A 型题】2. 关于处方开具和调剂的说法，正确的是(　　)
 A. 处方开具后 7 日内有效
 B. 调剂处方时应做到"四查十对"

C. 查处方时"四查"是指查药名、剂型、规格和数量
D. 应使用淡红色处方开具第二类精神药品
E. 工作3年及以上的执业医师可开具麻醉药品处方

【考点提示】B。①处方开具时间当天有效。②药师调剂处方时必须做到"四查十对",四查包括查处方、查药品、查配伍禁忌、查用药合理性。③第二类精神药品处方颜色为白色,麻醉药品和第一类精神药品处方颜色为淡红色。④取得麻醉药品第一类精神药品处方资格的执业医师才可以开具麻醉药品处方。

【B型题】(3~5题共用备选答案)
A. 普通处方
B. 急诊处方
C. 儿科处方
D. 麻醉药品和第一类精神药品处方
E. 第二类精神药品处方

3. 白色处方(右上角无标识)作为( )
4. 淡黄色处方作为( )
5. 淡红色处方作为( )

【考点提示】A、B、D。普通处方的印刷用纸为白色。第二类精神药品处方印刷用纸为白色,右上角标注

"精二"。急诊处方印刷用纸为淡黄色,右上角标注"急诊"。麻醉药品和第一类精神药品处方印刷用纸为淡红色,右上角标注"麻、精一"。

第二节 处方审核

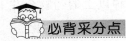

1. 审核的处方包括<u>纸质处方、电子处方和医疗机构病区用药医嘱单</u>。

2. <u>药师</u>是处方审核工作的第一责任人。

3. 处方书写的基本要求是每张处方只限于<u>一名</u>患者的用药。

4. 化学药、中成药处方,每一种药品须另起一行。每张处方不得超过 **5 种**药品。

5. 开具处方后的空白处应<u>画一斜线</u>,以示处方完毕。

6. 处方一般不得超过 **7 日**用量。

7. 急诊处方一般不得超过 **3 日**用量。

8. 每一种药品<u>只有一个</u>通用名。

9. 超说明书用药需注意:①超说明书用药的目的只能是为了<u>患者的利益</u>。②权衡利弊,保障患者利益最大化。③超说明书用药必须有充分的文献报道、循证医学研究结果等证据支持。

10. 药品使用有禁忌证时，**绝对禁止使用**。

11. "**慎用**"是指一般不轻易使用。

12. 所有抗毒素、血清、半合成青霉素、青霉素或头孢菌素类、β-内酰胺酶抑制剂的复方制剂均应按说明书要求做**皮肤试验**。

13. 药物相互作用是指**两种或两种以上**的药物合并或先后序贯使用时，所引起的药物作用和效应的变化。

14. **药效学相互作用**包括：①药物疗效的相加、协同或拮抗作用；②药物毒副作用的相加、协同或拮抗作用。

15. 药动学相互作用包含**吸收、分布、代谢和排泄**四方面。

16. 如果存在物理不相容性和（或）化学不稳定性，则称之为**配伍禁忌**；如果存在物理相容性和化学稳定性，则是**配伍相容**。

17. 一般来说，有三种可能导致输液中产生配伍禁忌的混合方式：**Y型输液通路、静脉输液袋（瓶）混合和预混注射器**。

18. 两种分散系混合后发生的真正物理变化包括**溶剂极性改变、盐析、破乳和吸附**。

19. 万古霉素，滴注过快易引起"**红人综合征**"。

20. 对发生严重药品滥用和用药失误的处方,应**拒绝调配**并按有关规定报告。

历年考题

【A型题】1. 在处方适宜性审核时,应特别注意是否有潜在临床意义的相互作用和配伍禁忌。下列药物合用会有不良相互作用的是( )

A. 阿莫西林和克拉维酸钾
B. 头孢哌酮和舒巴坦
C. 苄丝肼和左旋多巴
D. 甲氧氯普胺和氯丙嗪
E. 亚胺培南和西司他丁钠

【考点提示】D。甲氧氯普胺和氯丙嗪加重锥体外系反应。

【A型题】2. 下列药物属于肝药酶诱导剂的是( )

A. 环丙沙星　　　　B. 胺碘酮
C. 氟康唑　　　　　D. 卡马西平
E. 西咪替丁

【考点提示】D。除了卡马西平,其余选项属于肝药酶抑制剂。

【A型题】3. 部分头孢菌素结构中含有甲硫四氮唑

侧链,可以竞争性结合γ-谷氨酸羟化酶,抑制肠道正常菌群,由此导致的不良反应是(　　)

　　A. 凝血功能障碍　　　　B. 排异功能障碍
　　C. 造血功能障碍　　　　D. 免疫功能障碍
　　E. 勃起功能障碍

【考点提示】A。长时间、大剂量应用头孢菌素类、碳青霉素类、氧头孢烯类、头霉素类等抗生素均可以引起牙龈出血、手术创面渗血等反应,其源于上述抗生素在分子中有一甲硫四氮唑结构,与谷氨酸分子结构相似,在肝脏微粒体中,与维生素K竞争性结合谷氨酸γ羟化酶,可抑制肠道正常菌群,减少维生素K合成,导致维生素K依赖性凝血因子合成障碍而减少(低凝血酶原血症),导致出血,其发生凝血障碍与用量、疗程密切相关。

【A型题】4. 下列药物中,使用前无须皮试的是(　　)

　　A. 苄星青霉素注射剂
　　B. 抑肽酶注射剂
　　C. 抗狂犬病血清注射剂
　　D. 紫杉醇注射剂
　　E. 普鲁卡因注射剂

【考点提示】D。所有抗毒素、血清、青霉素类或头孢菌素类及其与β-内酰胺酶抑制剂的复方制剂均应按说明书要求做皮试。

【A型题】5. 患者，男，65岁，糖尿病病史5年，因咳嗽、打喷嚏、鼻塞症状就诊，医师处方维C银翘片和酚麻美敏片。该处方存在的问题是（　　）

A. 超适应证用药

B. 剂型选用不合理

C. 存在有风险的药物相互作用

D. 有用药禁忌证

E. 重复用药

【考点提示】E。中成药维C银翘片所含西药成分为对乙酰氨基酚。酚麻美敏由对乙酰氨基酚、伪麻黄碱、右美沙芬和氯苯那敏四种成分按照一定比例组成。两药同含有对乙酰氨基酚成分，属于重复用药。

【B型题】（6~8题共用备选答案）

A. 双眼　　　　　　B. 左耳

C. 左眼　　　　　　D. 右耳

E. 右眼

6. 处方中外文缩写OD代表（　　）

7. 处方中外文缩写OU代表（　　）

8. 处方中外文缩写OS代表（　　）

【考点提示】E、A、C。处方中文缩写OD代表右眼；处方外文缩写OU代表双眼；处方中外文缩写OS

代表左眼。

【B型题】(9~10题共用备选答案)

A. 左氧氟沙星片　　　　B. 阿奇霉素片
C. 阿莫西林胶囊　　　　D. 注射用头孢曲松钠
E. 阿米卡星注射液

9. 使用前应用青霉素进行皮试的药物是(　　)
10. 使用前应用原药进行皮试的药物是(　　)

【考点提示】C、D。有些药品如抗生素中β-内酰胺类的青霉素等、氨基糖苷类的链霉素，以及含碘对比剂、局麻药、生物制品（酶、抗毒素、类毒素、血清、菌苗、疫苗）等药品在给药后极易引起过敏反应，甚至出现过敏性休克。为安全起见，需根据情况在注射给药前进行皮肤敏感试验，皮试后观察15~20分钟，以确定阳性或阴性反应。对青霉素、头孢菌素、破伤风抗毒素等易致过敏反应的药品，注意提示患者在用药前（或治疗结束后再次应用时）进行皮肤敏感试验，在明确药品敏感试验结果为阴性后，再调配药品；对尚未进行皮试者、结果阳性或结果未明确者拒绝调配药品，同时注意提示有家族过敏史或既往有药品过敏史者在应用时提高警惕性，于注射后休息、观察30分钟，或采用脱敏方法给药。头孢菌素类抗生素可引起过敏性反应或过敏性休克，与青霉素类抗生素存在交叉过敏反应，发生率为3%~15%,但目前对头孢菌素类应用前是否需进行皮肤敏感试验尚有争议,《中华人民共和国药典临床用药须知》等相关著作尚无定论。

【B型题】(11~14题共用备选答案)

A. im.   B. H.
C. iv.   D. iv gtt.
E. po.

11. 口服给药的外文缩写是( )
12. 肌内注射给药的外文缩写是( )
13. 静脉注射给药的外文缩写是( )
14. 静脉滴注给药的外文缩写是( )

【考点提示】E、A、C、D。po. 口服;im. 肌注;iv. 静注;iv gtt. 静滴。

【B型题】(15~16题共用备选答案)

A. 不规范处方   B. 不适宜处方
C. 超常处方   D. 普通处方
E. 麻醉药品处方

15. 未使用药品规范名称开具药品的处方属于( )
16. 药物之间有配伍禁忌的处方属于( )

【考点提示】A、B。

【X型题】17. 处方审核结果分为合理用药和不合理用药,下列情形为不合理用药的是( )

A. 无适应证用药
B. 无正当理由开高价药
C. 无正当理由超说明用药
D. 使用药品通用开具处方
E. 无正当理由为同一患者开具两种以上药理机制相同的药物

【考点提示】ABCE。不合理处方包括不规范处方、用药不适宜处方及超常处方。①不规范处方：略。②有下列情况之一的，应当判定为用药不适宜处方：适应证不适宜；遴选的药品不适宜；药品剂型或给药途径不适宜；无正当理由不首选国家基本药物；用法、用量不适宜；联合用药不适宜；重复给药；有配伍禁忌或者不良相互作用；其他用药不适宜情况。③有下列情况之一的，应当判定为超常处方：无适应证用药；无正当理由开具高价药；无正当理由超说明书用药；无正当理由为同一患者同时开两种以上药理作用机制相同的药物。

【X型题】18.《中华人民共和国药典临床用药须知（2010年版）》中规定必须做皮肤敏感试验的药物有（ ）

A. 青霉素钠　　　　B. 阿奇霉素
C. 阿莫西林　　　　D. 破伤风抗毒素
E. 甲钴胺

【考点提示】AD。《中华人民共和国药典临床用药须知（2010年版）》中规定必须做皮肤敏感试验的药物有青霉素钠、破伤风抗毒素。

第三节 处方调配

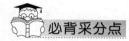

1. 对需要特殊保存的药品**加贴醒目标签**以提示患者注意，如"置2~8℃保存"。
2. 住院患者口服药按每次用药包装，包装上应注明**患者姓名和服药时间**。
3. 每一种药品只有一个通用名，但可以**有多个商品名**。
4. 阿卡波糖片的商品名有**拜糖苹**和卡博平。
5. 药品的品牌名常常被患者使用，品牌名常来源于**药品的注册商标**。
6. 马来酸氯苯那敏别名为**扑尔敏**。
7. **内包装**应能保证药品在生产、运输、贮存及使用过程中的质量，并便于医疗使用。
8. 药品最小包装常指**最小销售单元**的包装。
9. 一般药品贮存于室温**(10~30℃)** 即可。
10. 如标明"**阴凉处**"贮存，则应贮存在不超过

药学综合知识与技能

20℃的环境中；如标明在"**凉暗处**"贮存，则贮存温度不超过20℃并遮光保存；如标明在"**冷处**"贮存，则应贮存在2~10℃环境中。

11. 单剂量配方系统又称**单剂量配发药品（UDDS）**。
12. 服药标签用**通俗易懂**的语言写明用法、用量。

历年考题

【A型题】1. 患者多年前曾用过心得安，现到药店购买此药，药师应提供的药品是（　　）

A. 普萘洛尔　　　　　　　B. 硝苯地平
C. 硝酸异山梨酯　　　　　D. 维拉帕米
E. 美西律

【考点提示】A。普萘洛尔别名心得安。硝苯地平别名心痛定。硝酸异山梨酯别名消心痛。维拉帕米别名异搏定。美西律别名慢心律。

【A型题】2. 要求"冷处"贮存的药品，贮存的温度应该是（　　）

A. 10~30℃　　　　　　　B. 不超过20℃
C. 2~10℃　　　　　　　　D. 0℃
E. -10℃

【考点提示】C。一般药品贮存于室温（10~30℃）即可。如标明"阴凉处"贮存，则应贮存在不超过

20℃的环境中；如标明在"凉暗处"贮存，则贮存温度不超过20℃并遮光保存；如标明在"冷处"贮存，则应贮存在2~10℃环境中。

【A型题】3. 规格为25mg的片剂，处方上用法为25mg tid.，药师粘贴用法标签时正确的写法是（　　）

A. 每日3次，每次0.5片
B. 每日3次，每次1片
C. 每日2次，每次1片
D. 每日2次，每次2片
E. 每日1次，每次1片

【考点提示】B。"规格为25mg的片剂"表示1片的重量是25mg，tid.表示每日3次。

【A型题】4. 细菌性脑膜炎患者应用万古霉素治疗，快速大剂量静脉滴注后可能会产生（　　）

A. 胰岛素样自体免疫综合征
B. 灰婴综合征
C. 药源性流感样综合征
D. 手足综合征
E. 红人综合征

【考点提示】E。万古霉素不宜肌内注射或直接静脉注射，滴注速度过快可致由组胺引起的非免疫性与剂量相关反应（出现红人综合征），突击性大量注射可致严重低血压。

【A 型题】5. 患者到药店购买鱼肝油,药师应给予( )

A. 鱼油
B. 维生素 A
C. 维生素 D
D. 维生素 AD
E. 维生素 E

【考点提示】D。鱼肝油是维生素 AD 的复方制剂。

第四节 药品管理和供应

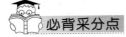

1. 影响药品质量的因素主要有**环境因素、人为因素、药品因素**等。

2. **药学人员的素质**对药品质量的优劣起着关键性的影响。

3. 化学药品、生物制品、中成药和中药饮片应当**分别贮存,分类定位**存放。

4. 验收者执行药品验收程序,对购进的药品依据**原始凭证**(随货同行票据),严格按照质量标准和质量保证协议书的规定,进行逐批验收,并做好记录。

5. 对距有效期**不足 6 个月**的药品,应扫绝验收(特殊情况除外)。

6. **高警示药品(旧称高危药品)** 是指药理作用显著且迅速、一旦使用不当可对人体造成严重伤害,甚至导致死亡的药品。

7. 《麻醉药品和精神药品管理条例》中规定,麻醉药品和第一类精神药品**不得零售**。

8. 调剂部门的药品使用管理实行"五专管理",即**专用处方、专用账册、专册登记、专柜加锁、专人负责**。

9. 处方调剂管理第二类精神药品每张处方不超过**7日**常用量。

10. 兴奋剂是指运动员参赛时禁用的药物,具体是指能起到**增强或辅助增强自身体能或控制能力**,以提高比赛成绩的某些药物或生理物质。

11. 麻醉药品如可待因、哌替啶、芬太尼等;其作用是让运动员能**长时间忍受肌肉疼痛**。

12. 生物制品贮存库应指定专人负责管理,进出库均需及时填写库存货位卡及分类账并签字。贮存温度通常为**2~8℃**。

13. 生物制品运输期间应遵循三原则:①采用最快速的运输方法,缩短运输时间;②一般应用**冷链方法**运输;③运输时应注意防止药品冻结。

14. 血液制品是指由**健康人血浆或经特异性免疫的**

药学综合知识与技能

人血浆经分离、提纯或由重组 DNA 技术制成的血浆蛋白组分,以及血液细胞蛋白质类有形成分的统称。

15. 一个单采血浆站只能与**一个血液制品生产单位**签约和提供原料血浆,并接受其业务技术指导和质量监督。

16. 药库设置血液制品**待验区**、**合格区**、**不合格区**,且应严格划分。

17. **医疗机构制剂**是指医疗机构根据本单位临床需要经批准而配制、自用的固定处方制剂。

18. 医疗机构制剂只能在本医疗机构内凭执业医师或者执业助理医师的处方使用,**不得进入市场流通**。

历年考题

【A 型题】1. 药库接受了一批药品,其中需要在冷处贮存的是( )

A. 西地碘片　　　　　B. 硫普罗宁片
C. 双歧三联活菌胶囊　D. 乳酶生片
E. 托烷司琼注射液

【考点提示】C。需要在冷处贮存的常用药品有:①胰岛素制剂:胰岛素、胰岛素笔芯、低精蛋白胰岛素、珠蛋白锌胰岛素、精蛋白锌胰岛素(含锌胰岛素)、重组人胰岛素、中性胰岛素注射剂。②人血液制品:胎盘球蛋白、人血丙种球蛋白、乙型肝炎免疫球蛋白、破伤风免疫球蛋白、人纤维蛋白原注射剂。③抗毒素、抗血清：精制破伤风抗毒素、精制白喉抗毒素、精制肉毒抗毒素、精制气性坏疽抗毒素、精制抗炭疽血清、精制抗蛇毒血清、精制抗狂犬病血清、旧结核菌素注射剂。④生物制品：促肝细胞生长素、促红细胞生成素、重组人干扰素α-2b制剂、重组人血管内皮抑制素注射液。⑤维生素：降钙素（密盖息）鼻喷雾剂。⑥子宫收缩及引产药：缩宫素、麦角新碱、地诺前列酮、垂体后叶素注射剂。⑦抗凝药：尿激酶、凝血酶、链激酶、巴曲酶、降纤酶注射剂。⑧止血药：奥曲肽注射液、生长抑素（国产）。⑨微生态制剂：双歧三联活菌胶囊等。⑩抗心绞痛药：亚硝酸异戊酯吸入剂。

【B型题】（2～4题共用备选答案）

A. 板蓝根颗粒　　　　　B. 氨茶碱注射液
C. 氯化钠注射液　　　　D. 氯化钾注射液
E. 巴曲酶注射液

2. 需要遮光保存的药品是（　　）
3. 需要防潮保管的药品是（　　）
4. 需要避光并低温保存的药品是（　　）

【考点提示】B、A、E。易受光线影响而变质：平喘药氨茶碱及茶碱制剂。颗粒剂如常用的板蓝根颗粒剂，在潮湿环境中极易潮解、结块，尤其是泡腾型颗粒剂贮存时应避免受潮。需要在冷处贮存的常用药：抗凝血药巴曲酶注射剂。

【X型题】5. 影响药品稳定性的药物因素有（　　）

  A. 贮存温度　　　　　B. 日光照射

  C. 化学结构　　　　　D. 药用辅料

  E. 人员结构

【考点提示】CD。影响药品质量的因素主要有环境因素、人为因素、药物因素等。药物因素有水解、氧化、药品的包装材料，药物的水解、氧化作用与其化学结构有关。

第三章 用药安全

第一节 用药错误与防范

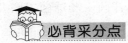必背采分点

1. 常见的用药错误原因可概括为四个方面：管理缺失、**认知障碍**、操作失误（行为因素）、其他因素。

2. **管理缺失**包括工作流程和环境的缺陷、培训缺失、患者教育欠缺。

3. **操作失误**包含沟通失误，剂量计算错误，给药时间、途径或剂型错误。

4. **用药错误**包括处方错误、转抄错误、调剂错误、给药错误、患者依从性错误、监测错误以及其他用药错误等。

5. 发达国家采取的**用药错误监测方法**包括用药错误和 ADEs 报告系统、病历审查和处方点评、计算机监测、直接观察等。

6. **规范处方行为，预防沟通失误**：取消手写处方，避免处方或医嘱书写字迹潦草而导致辨认错误；禁止处方使用缩写。

7. **坚持核对，规范操作**：①审核处方，发现问题不猜测，立即与相关人员沟通，确认无误后方可调配；②每次配方尽可能一次性完成；③按处方顺序调配和码放药品；④配药后核对，核对的内容包括药名、规格、数量、标签和包装。

8. 多维乳酸菌（妈咪爱）、枯草杆菌-肠球菌二联活菌（美常安）、双歧杆菌-嗜酸乳杆菌-肠球菌三联活菌（培菲康）等活菌制剂不能和**抗菌药物**同服。

9. **蒙脱石散剂**具有吸附作用，可影响其他药物疗效，因此与其他口服药物也需间隔服用。

10. 若药品说明书中没有明示间隔时间，则一般间隔为**2小时**。

11. 对于可能引起眩晕、倦怠、嗜睡、视物不清等不良反应的药物，如卡马西平、苯妥英钠、普萘洛尔、维拉帕米、氯苯那敏等，应交代患者**服用此类药物期间不要驾车、操作机械或高空作业**等。

12. 可在尿中产生结晶的药物，**送服时要喝约250mL水**，服药后也要多喝水，保持高尿流量，如磺胺类、氟喹诺酮类药物。

13. 提示患者**服用铋制剂后舌苔、大便可呈灰褐色**；**利福平服后尿液、泪液可呈橙红色**；服用**吲哚美辛可使粪便呈绿色**；服用铁剂的患者**大便会呈无光泽的黑色**；服用**维生素 B_2 后尿液呈黄色**等。

14. 特殊包装的药品，如利福平滴眼剂等，内附药片，须**先溶解再滴眼**；噻托溴铵吸入干粉剂，其附带的胶囊需放到吸入装置内刺破吸入，而不能直接吞服胶囊。

15. 人血白蛋白、人免疫球蛋白、人促红细胞生成素等生物制剂及双歧杆菌-嗜酸乳杆菌-肠球菌三联活菌（培菲康）等活菌制剂必须置于冰箱 2～8℃冷藏，随用随拿，以防药品变质而致失效；胰岛素注射剂未开启包装时应置于**2～8℃保存**，开始使用后不要存放于冰箱中，可在室温下（不超过25℃）存放 4 周。

16. 呋塞米在**上午 10 时**服用利尿作用最强。

17. 多数平喘药宜于**临睡前**服用。

18. 滴丸剂多用于**病情急重者**，如冠心病与急性、慢性支气管炎等。

19. 咀嚼片常用于**维生素类、解热药和治疗胃部疾病**的氢氧化铝、硫糖铝、三硅酸镁等制剂。

20. 膜剂供**口服或黏膜外用**，包括口服、外用和控释膜剂。

21. 干粉吸入剂是一种不含添加物的多剂量粉末吸入器，包括**都保、准纳器**和**吸乐**等装置。

22. <u>**宜多饮水的药物**</u>主要有平喘药、利胆药、蛋白酶抑制剂、双膦酸盐、抗痛风药、抗尿结石药、电解质、磺胺类药、氨基糖苷类抗生素、氟喹诺酮类药物。

23. <u>**限制饮水的药物**</u>主要有某些治疗胃病的药物、止咳药、预防心绞痛发作的药物、抗利尿药。

24. <u>**不宜用热水送服的药物**</u>主要有助消化药、维生素类、减毒活疫苗、含活菌类药物。

25. 有肾炎、风湿病伴有心脏损害、高血压患者，要严格限制食盐的摄取，建议一日的摄入量控制在<u>**6g以下**</u>。

历年考题

【A型题】1. 直接吞服可能导致患者窒息的剂型是（　　）

A. 分散片　　　　　B. 滴丸剂
C. 肠溶片　　　　　D. 舌下片
E. 泡腾片

【考点提示】E。泡腾片应用时宜注意：①供口服的泡腾片一般宜用100～150mL凉开水或温水浸泡，可迅速崩解和释放药物，应待完全溶解或气泡消失后再饮用；②不应让幼儿自行服用；③严禁直接服用或口含；④药液中有不溶物、沉淀、絮状物时不宜服用。

【A型题】2. 药品说明书中提及"两种药物在吸收过程中会发生相互影响，不能同时服药"，但没有明示服药间隔时间，通常建议的间隔时间是（　　）

　　A. 0.5小时　　　　　B. 1小时
　　C. 2小时　　　　　　D. 3小时
　　E. 4小时

【考点提示】C。若药品说明书中没有明示间隔时间，则一般间隔为2小时。

【A型题】3. 根据时辰规律给药有助于提高疗效、减少不良反应。下列药物中宜在清晨给药的是（　　）

　　A. 氟西汀　　　　　B. 辛伐他汀
　　C. 氯苯那敏　　　　D. 比沙可啶
　　E. 艾司唑仑

【考点提示】A。抗抑郁药如氟西汀、帕罗西汀、瑞波西汀、氟伏沙明通常在清晨给药。辛伐他汀、氯苯那敏、比沙可啶、艾司唑仑宜在睡前服用。

【A型题】4. 服用时需限制饮水的药物是（　　）

　　A. 止咳糖浆　　　　B. 二羟丙茶碱
　　C. 熊去氧胆酸　　　D. 利托那韦
　　E. 阿仑膦酸钠

【考点提示】 A。止咳药如止咳糖浆、甘草合剂等，这些黏稠药物会黏附在发炎的咽喉部而发挥作用，用后应少喝水，尤其不应喝热水，避免将局部药物冲掉。

【B 型题】 (5～6 题共用备选答案)

　A. 辛伐他汀　　　　B. 双膦酸盐
　C. 苯妥英钠　　　　D. 硫酸亚铁
　E. 硫糖铝

5. 在指导合理用药时，应交代宜在睡前服用的药物是(　　)

6. 在指导合理用药时，应交代服药后限制饮水的药物是(　　)

【考点提示】 A、E。由于胆固醇主要在夜间合成他汀类，调脂药夜间服药比白天更加有效。胃黏膜保护剂如硫糖铝、果胶铋等，服药后在胃中形成保护膜，服药后 1 小时内尽量不要喝水，避免保护层被水冲掉。

【B 型题】 (7～8 题共用备选答案)

　A. 50%葡萄糖注射液
　B. 复方氯化钠注射液
　C. 0.9%氯化钠注射液
　D. 低分子右旋糖酐注射液
　E. 5%葡萄糖注射液

7. 配制青霉素输液剂的适宜溶媒是(　　)

8. 配制两性霉素 B 输液剂的适宜溶媒是( )

【考点提示】C、E。不宜选用葡萄糖注射液溶解的药品：青霉素，结构中含有 β-内酰胺环，极易裂解而失效，与酸性较强的葡萄糖注射液配伍，可促进青霉素裂解为无活性的青霉酸和青霉噻唑酸。宜将一次剂量溶于 50~100mL 氯化钠注射液中，于 0.5~1 小时滴毕，既可在短时间内形成较高的血浆浓度，又可减少因药物分解而致敏。不宜选用氯化钠注射液溶解的药品：①普拉睾酮，以免出现浑浊。②洛铂，用氯化钠溶解可促进降解。③两性霉素 B，应用氯化钠注射液溶解可析出沉淀。

【B 型题】(9~11 题共用备选答案)

A. 软膏剂　　　　　　B. 含漱剂
C. 直肠栓剂　　　　　D. 滴眼剂
E. 透皮贴剂

9. 用后不宜马上进食的剂型是( )

10. 通常开封启用 4 周后，不宜再继续使用的剂型是( )

11. 夏季用前宜在冰箱冷藏室放置 15 分钟的剂型是( )

【考点提示】B、D、C。含漱剂：含漱后不宜马上饮水和进食，以保持口腔内药物浓度。滴眼剂不宜多次打开使用,连续应用1个月不应再用。直肠栓:栓剂基质的硬度易受气候的影响而改变,在夏季、炎热的天气会使栓剂变得松软而不易使用,应用前宜将其置入冰水或冰箱中10~20分钟,待其基质变硬。

【X型题】12. 用药后不能马上饮水的情形有( )

A. 高血压患者服用硝苯地平控释片

B. 心绞痛发作患者舌下含服硝酸甘油片

C. 口腔炎患者使用复方氯己定含漱液

D. 中暑患者服用藿香正气软胶囊

E. 发热患者使用阿司匹林泡腾片

【考点提示】BC。某些治疗胃病的药物:①苦味健胃药不要加水冲淡,也不要多喝水,服后不要漱口。这些药物通过苦味刺激舌部味觉感受器及末梢神经,促进唾液和胃液分泌而增加食欲。②胃黏膜保护剂如硫糖铝、果胶铋等,服药后在胃中形成保护膜,服药后1小时内尽量不要喝水,避免保护层被水冲掉。③需要直接嚼碎吞服的胃药,不要多饮水,防止破坏形成的保护膜。咳药如止咳糖浆、甘草合剂等黏稠药物会黏附在发炎的咽喉部而发挥作用,应少喝水,尤其不应喝热水,避免将药物冲掉。预防心绞痛发作的药物如硝酸甘油片、麝香保心丸等应舌下含服,由舌下静脉吸收,不可咽下,不需用水送服。抗利尿药如加压素、去加压素服药期间应限制饮水，否则可能会引起水潴留或低钠血症及其并发症。

第二节 药物不良反应与药物警戒

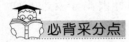

1. 药品不良反应是指合格药品在**正常用法用量**下出现的与用药目的无关的有害反应。

2. 用药时注意以下几点可预防或减少不良反应的发生：了解患者及家族的药物和食物等过敏史、注意特殊人群用药、使用新药**注意定期监测器官功能**、注意 ADR 症状、注意药物的迟发反应。

3. ADR 的监测方法包括自愿呈报系统、集中监测系统、**记录链接系统**和药物流行病学研究方法。

4. 药品不良反应按照程度分为**三级**。

5. 根据五条标准，不良反应的评价结果有**6级**。

6. 我国药品不良反应报告原则为**可疑即报**，报告者不需要待有关药品与不良反应的关系肯定后才作呈报。

7. 我国药品不良反应的监测范围：对于上市 5 年以内的药品和列为**国家重点监测**的药品，应报告该药品引起的所有可疑不良反应。

8. 对于上市 5 年以上的药品，主要报告该药品引起的**严重、罕见或新的**不良反应。

9. 由于药代动力学及药效学方面的差异、循环血液中激素含量的差异、口服避孕药及妇女联合用药的比率较高等因素，一般认为女性不良反应的发生率要**高于**男性。

10. 有的药品不良反应发生率男性要高于女性，如药物性皮炎的发生率男女之比约为**3:2**。

11. 吗啡可通过胎盘引起胎儿的**呼吸中枢损害**，滥用吗啡者的新生儿也可出现戒断症状，吗啡本身还有抑制泌乳的作用，同时也可经乳汁分泌而危害乳儿。

12. 不良反应/事件过程描述：主要是对不良反应的**主要临床表现和体征**进行明确、具体的描述，如为过敏性皮疹的类型、性质、部位、面积大小等。

13. 引起不良反应的怀疑药品：主要填写报告人认为**可能是引起不良反应的药品**，如认为有几种药品均有可能，可将这些药品的情况同时填上。

14. WHO 将**药物警戒**定义为：发现、评价、认识和预防药物不良作用或其他任何与药物相关问题的科学研究和活动。

15. 被动监测一般采用的**自发报告体系**是药物警戒工作的基本方式，也是药品安全性信息和各种不良事件报告的主要来源。

16. 自发报告体系具有<u>监测范围广泛、迅速、时间长</u>等优点。

17. 一般来说，在对不良事件个例患者的监测中，<u>主动监测比被动监测系统</u>可获取更全面的数据。

18. <u>定点监测和处方事件监测</u>是两种常用的ADR主动监测方法。

19. 药物警戒<u>信号来源</u>有被动监测、主动监测、专业刊物发表的病例报告，还有病例随访、登记等方式。

20. 药物警戒信号通过评价后，可将事前检出的信号归类为<u>确认的信号、尚不确定的信号、驳倒的信号</u>。

历年考题

【A型题】1. 患者因扁桃体炎给予头孢拉定治疗，服用4个小时后，面部出现皮疹，无其他不适。停药后皮疹消失，排除其他疾病可能。该病例用药与不良反应因果关系评价结果是(　　)

　　A. 肯定　　　　　　　B. 很可能
　　C. 可能　　　　　　　D. 可能无关
　　E. 无法评价

【考点提示】B。肯定：用药及反应发生时间顺序合理；停药以后反应停止，或迅速减轻或好转（根据机体免疫状态，某些ADR反应可出现在停药数天以后）；再次使用,反应再现,并可能明显加重(即激发试验阳性);有文献资料佐证;排除原患疾病等其他混杂因素影响。很可能:无重复用药史,余同"肯定",或虽然有合并用药,但基本可排除合并用药导致反应发生的可能性。

【A 型题】2. 下列不良事件中,属于假劣药事件的是(　　)

　　A. "康泰克 PPA 事件"
　　B. "万洛(罗非昔布)事件"
　　C. "亮菌甲素事件"
　　D. "拜斯亭(西立伐他汀)事件"
　　E. "阿糖胞苷儿科事件"

【考点提示】C。"亮菌甲素事件"属于假劣药事件。

【B 型题】(3~4 题共用备选答案)

　　A. 发生率≥1/10
　　B. 1/100 < 发生率 < 1/10
　　C. 1/1000 < 发生率 < 1/100
　　D. 1/10000 < 发生率 < 1/1000
　　E. 发生率 < 1/10000

3. 十分常见的药品不良反应发生率范围是(　　)

4. 常见的药品不良反应发生率范围是(　　)

【考点提示】A、B。药品不良反应的发生率,十分常见:发生率≥1/10;常见:1/100 < 发生率 < 10;偶

见：1/1000＜发生率＜1/100；罕见：1/10000＜发生率＜1/1000；十分罕见：发生率＜1/10000。

【X型题】5. 以下情形中，应该填写药品不良反应/不良事件报告的有（　　）

　　A. 小儿误服成人降糖药后，出现低血糖
　　B. 上市5年内的新药，患者服用后出现呕吐
　　C. 嚼碎服用缓释片，出现心率过缓
　　D. 使用外用贴剂后出现剥脱性皮炎，入院治疗
　　E. 漏服高血压药后，血压控制不佳

【考点提示】BD。我国药物不良反应报告原则为"可疑即报"，报告者不需要待有关药品与不良反应的关系肯定后才做呈报。我国药物不良反应的监测范围：①对于上市5年以内的药品和列为国家重点监测的药品，应报告该药品引起的所有可疑不良反应。②对于上市5年以上的药品，主要报告该药品引起的严重、罕见或新发不良反应。

第三节　药源性疾病

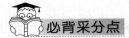

1. 药源性疾病是由药物诱发的疾病，属于<u>医源性疾</u>

病的一种。

2. 有些药由于对胃肠黏膜或迷走神经感受器有刺激作用，能引起**恶心呕吐**，如硫酸亚铁、抗酸药、吡喹酮、丙戊酸钠、氨茶碱。

3. 有些药能引起**肠蠕动减慢甚至肠麻痹**，如抗精神病药氯丙嗪、丙米嗪、阿米替林、氯氮平、多塞平；抗组胺药、阿托品、东莨菪碱、苯海索等。

4. 氨基糖苷类药物有**直接肾毒性**，这类药物98%~99%从肾小球滤过，并以原型从尿中排除。

5. 药源性疾病的治疗首先要考虑**停用致病药物**。

6. 引起**溶血性贫血**的药物有苯妥英钠、氯丙嗪、吲哚美辛、保泰松、奎尼丁、甲基多巴、氯磺丙脲、甲苯磺丁脲、维生素K、异烟肼、利福平、对氨基水杨酸、氨苯砜、氯喹、伯氨喹、磺胺类等。

7. 引起**粒细胞减少症**的药物有氯霉素、锑制剂、磺胺类、复方阿司匹林、吲哚美辛、异烟肼、甲硫氧嘧啶、丙硫氧嘧啶、氯氮平等。

8. 引起**血小板减少症**的抗肿瘤药物有阿糖胞苷、环磷酰胺、白消安、甲氨蝶呤、巯嘌呤等。另外，氢氯噻嗪类利尿药亦可引起血小板减少。

9. 有些药能引起**血小板减少性紫癜**，如利福平、阿苯达唑等。

10. 可引起**癫痫发作**的药物有中枢神经兴奋药物中的哌甲酯、茶碱、咖啡因、苯丙胺、可卡因、麻黄碱等。

11. 可引起**听神经障碍（主要为耳聋）**的药物有氨基糖苷类抗生素、奎宁、氯喹、水杨酸类及依他尼酸等。

12. Ⅰ型药源性高血压常突然起病，发作时除血压增高外，还伴有**头痛、震颤和心绞痛**等表现，症状一般持续数分钟至数小时。

13. Ⅱ型药源性高血压表现为逐渐起病，发作时除血压升高外，还伴有脑、心和肾脏等器官严重损害，严重时可并发脑卒中、心肌梗死和急性左心衰竭等，症状一般持续**数小时至数天**。

14. 通过**收缩血管平滑肌**，使血压升高的药物有曲马多、芬太尼、萘甲唑啉、麻黄碱、伪麻黄碱、去氧肾上腺素、垂体后叶素、麦角碱、麦角新碱。

15. 致病药物是药源性疾病的起因，因此治疗首先要考虑**停用致病药物**。

历年考题

【A 型题】1. 患者，男，45 岁。患有高血压，因感冒发热、咽痛、流鼻涕到药店买药，药师不应推荐其使用的药物是（　　）

A. 复方酚咖伪麻胶囊　　B. 维C银翘片
C. 速克感冒片　　　　　D. 速感宁胶囊
E. 对乙酰氨基酚片

【考点提示】A。咖啡因及含咖啡因药物（如复方氨酚烷胺胶囊、复方酚咖伪麻胶囊等）、哌甲酯、苯丙胺等中枢神经系统兴奋药也可通过兴奋交感神经使血压升高，或通过肾素-血管紧张素-醛固酮系统激活升高血压（比如雌激素避孕药）。

【A型题】2. 治疗类风湿关节炎时，必须提醒患者每周用药一次，避免用药过量造成再生障碍性贫血等药源性疾病的药物是(　　)

A. 来氟米特　　　　　B. 泼尼松
C. 雷公藤多苷　　　　D. 白芍总苷
E. 甲氨蝶呤

【考点提示】E。可引起再生障碍性贫血的药物包括氯霉素、保泰松、吲哚美辛、阿司匹林、对乙酰氨基酚、环磷酰胺、甲氨蝶呤、羟基脲、氯喹、苯妥英钠、甲硫氧嘧啶、丙硫氧嘧啶、卡比马唑、磺胺异噁唑、复方磺胺甲噁唑等。甲氨蝶呤多采用每周1次给药。少数出现骨髓抑制，应定期查血常规和肝功能。

【B型题】(3~5题共用备选答案)

A. 胃肠类疾病　　　　B. 肌病

C. 神经系统疾病 D. 血液系统疾病
E. 心血管系统疾病

3. 他汀类药物引起的典型药源性疾病是（　　）
4. 非甾体抗炎药引起的典型药源性疾病是（　　）
5. 氨基糖苷类药物引起的典型药源性疾病是（　　）

【考点提示】B、A、C。非甾体类抗炎药常引起消化系统疾病，布洛芬、吲哚美辛、萘普生、吡罗昔康、酮咯酸、阿司匹林等，均曾有引起胃出血、胃穿孔、十二指肠溃疡穿孔、大便潜血的报道。即使环氧酶-2抑制剂塞来昔布等理论上能够避免胃肠出血的新品种，也不能完全避免。其他如呋塞米、依他尼酸、利血平、吡喹酮、维生素D等亦可诱发消化道溃疡及出血。

【X型题】6. 药源性疾病的治疗原则包括（　　）

A. 停用致病药物 B. 排除致病药物
C. 使用拮抗剂 D. 调整治疗方案
E. 对症治疗

【考点提示】ABCDE。药源性疾病的治疗原则包括停用致病药物、排除致病药物、拮抗致病药物、调整治疗方案、对症治疗。

第四节 老年人安全用药

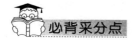

必背采分点

1. 急性心衰的老年患者，当口服呋塞米利尿效果较差时，可以采用**先静脉再口服**的方式给药。

2. 老年人心排血量减少，导致肝脏血流量随之减少，会显著**降低肝脏清除率高的药物代谢**，如利多卡因、吗啡、普萘洛尔、拉贝洛尔、维拉帕米、咪达唑仑和硝苯地平等。

3. **老年人共病处理原则**为受益原则、个体化原则、优先治疗原则、小剂量原则、连续管理原则、重视非药物治疗原则、人文关怀原则。

4. **老年综合征**（在老年期由多个因素引起的症候群，可能影响生活质量）的发生也与药物相关，如衰弱、谵妄、跌倒、睡眠障碍、尿失禁、便秘、营养不良等，开具处方时要权衡获益和风险。

5. 半数老年人患有3种及以上共病，存在多种用药问题，如**多重用药、潜在不适当用药和治疗不足**等。

用药安全 **第三章**

历年考题

【A型题】1. 老年人使用可导致甲状腺功能异常、肺毒性或Q-T间期延长，不宜作为心房颤动一线用药的是(　　)

　　A. 福辛普利　　　　B. 地高辛
　　C. 美托洛尔　　　　D. 胺碘酮
　　E. 华法林

【考点提示】D。胺碘酮的不良反应有心动过缓、低血压、视力模糊、甲状腺功能异常、肝功能损害、静脉炎等。

【X型题】2. 老年人服用糖皮质激素时，应注意的问题有(　　)

　　A. 易发生直立性低血压
　　B. 易发生消化道溃疡
　　C. 更年期妇女易发生骨质疏松症
　　D. 未能应用抗菌药物控制的细菌、真菌感染者禁用
　　E. 严重肝功能不全者不宜服用泼尼松龙

【考点提示】BD。老年患者应用糖皮质激素易发生高血压。老年患者尤其是更年期后的女性应用糖皮质激素易发生骨质疏松。此外，老年人对α受体阻断剂、β受体阻断剂比较敏感，对药品所致的降压作用

敏感，并可使老年人发生体温过低的现象。对糖皮质激素过敏者、严重的精神病（既往和现在）、癫痫、活动性消化性溃疡、新近胃肠吻合术后、骨折、创伤修复期、角膜溃疡、高血压、糖尿病、低血钾、严重的骨质疏松症、肾上腺皮质功能亢进症、股骨头坏死，以及未能用抗菌药物控制的病毒、细菌、真菌感染者禁用。

【X型题】3. 关于老年人用药安全的说法正确的有（　　）

A. 尽量不要自行加用非处方药及保健品

B. 用药过程中，根据自身经验增加剂量或给药次数，会有利于提高疗效

C. 除了注意药物间相互作用，也要注意食物对药物的影响

D. 用药过程中应关注药品不良反应，发现问题及时就医

E. 就诊或用药咨询时，应携带所用药品，或提供药品的名称、剂量等信息

【考点提示】ACDE。老年人用药对策：①避免多重用药：老年人用药的原则是使用最少的药物和最小有效剂量来治疗。②合理选择药物——Beers 标准。③选择适当的剂量及疗程：用药个体化是当今药物治疗的重要

原则。初量要小,加量要缓,剂量要算,停药考虑,选项 ACDE 正确。

【X 型题】4. 可用于提高老年人用药依从性的措施有(　　)

A. 优先选用注射剂
B. 选择简化的用药方案
C. 使用分时药盒
D. 告知家属帮助督导
E. 进行用药指导

【考点提示】BCDE。提高老年人用药依从性的措施包括:①选择简化的用药方案;②使用分时药盒;③进行用药指导;④提醒患者家属帮助督促指导;⑤优先选用口服剂型。

第五节　妊娠期妇女、哺乳期妇女、儿童及其他特殊人群用药

必背采分点

1. 妊娠期妇女血浆容积增加约 50%,体重平均增长 10~20kg,体液总量和细胞外液也都有所增加,故<u>妊娠期药物分布容积明显增加</u>。

2. 如**氨苄西林**、**红霉素**、**庆大霉素**等抗菌药物的血浆浓度在妊娠期有所降低，为了达到所需的抗菌浓度，需要适当增加给药剂量。

3. 胎盘中含有大量能影响药物代谢的酶，妊娠**第8周**起的胎盘便能参与药物的代谢。

4. 大多数药物通过被动扩散透过胎盘，药物扩散的速度与胎盘表面积成正比，与胎盘内膜的**厚度**成反比。

5. 药物转运的部位在胎盘的**血管合体膜**。

6. 胎儿的体液较母体略微偏酸性，故弱碱性药物透过胎盘在胎儿体内易被解离，胎儿血液中的药物浓度可比母体**高**。

7. **妊娠早期**是胚胎器官的分化时期，最易受到外来药物的影响引起胎儿畸形。

8. **沙利度胺**可引起胎儿肢体、耳、内脏畸形；**雌激素、孕激素、雄激素**可引起胎儿性发育异常；**叶酸拮抗剂**可导致颅面部畸形、腭裂等；烷化剂如**氮芥类**药物可引起泌尿生殖系统异常，指（趾）畸形。

9. 妊娠5个月后用**四环素**可使婴儿牙齿黄染，牙釉质发育不全，骨生长障碍。

10. 分娩前应用**氯霉素**可引起新生儿循环障碍和灰婴综合征。

11. 美国食品药品管理局（US FDA）根据药物对胎

儿的危害将妊娠用药分为 A、B、C、D、X 5 个级别，并要求制药企业应在药品说明书上标明等级。A~X 级**致畸系数递增**。

12. 药物经**乳汁排泄**是哺乳期所特有的药物排泄途径，几乎所有药物都能通过被动扩散进入乳汁。

13. **脂溶性高的药物易分布到乳汁中**，但母乳中分布的药量不会超过母体摄取量的 1%~2%。

14. **碱性药物**如红霉素易于分布到乳汁中，而酸性药物如青霉素 G 则不易进入乳汁中。

15. **蛋白结合率高**的药物不易分布到乳汁中。

16. **青霉素类**对乳儿安全。

17. 哺乳期妇女禁用**放射性同位素**^{131}I 和 ^{125}I 治疗。

18. **胰岛素**对乳儿安全无害。

19. 非特殊情况，一般新生儿**不采用皮下或肌内注射**。

20. 新生儿计算药物剂量的基本公式：$D = \Delta C \times V_d$。

21. 维持量和输注速度计算公式：$K_0 = K \times C_{ss}$。

22. **抗组胺药、氨茶碱、阿托品**等可致儿童昏迷及惊厥；**氨基糖苷类**抗生素引起第Ⅷ对脑神经损伤；**四环素、维生素 A** 等可致婴幼儿良性颅压增高、囟门隆起等。

23. **口服给药**是最方便、最安全、最经济的给药途径。

24. 目前儿童剂量的计算方法很多，有**年龄折算法、体重折算法、体表面积折算法**等，可酌情选择使用。

25. **按体重计算**是最常用、最基本的计算方法，可算出每日或每次需用量：每日（次）剂量＝患儿体重（kg）×每日（次）每千克体重所需药量。

26. 如体重≤30kg，小儿的**体表面积（m²）＝体重（kg）×0.035＋0.1**；如体重＞30kg，小儿的体表面积（m²）＝［体重（kg）－30］×0.02＋1.05。

27. 按成人剂量折算：**小儿剂量＝成人剂量×小儿体重（kg）/50**。

28. **肝脏**是人体内最大的内脏器官。

29. **肝脏**是许多药物代谢的主要场所，大多数药物是在肝内经过代谢而失去药理作用。

30. 肝脏疾病时要**减少口服药物剂量**，并延长给药时间间隔。

31. 一般来说，对于肝功能损害较轻者，静脉或短期口服给予安全范围较大的药物，可不调整剂量或将药物剂量**下调20%**；对于肝功能损害较重者，给予主要在肝脏代谢且需长期用药、安全范围较大的药物，药物剂量应**下调30%**，以保证临床用药的安全性。

32. 一般认为，当**ALT＞8~10ULN**（ULN：正常

范围上限)、**ALT >3ULN 且 BIL >2ULN** 时，表明出现了肝功能损害。

33. 对于未经研究的药物，属于肝功能 Child – Turcotte – Pugh（CTP）A 级患者用**正常患者 50%** 的维持剂量；对于肝功能 CTP B 级患者用**正常患者 25%** 的维持剂量，且根据药效和毒性调整剂量；对于 CTP C 级患者应使用经临床试验证实安全性好或药动学不受肝功能改变影响或可进行有效监测的药物。

34. **肾脏**是药物排泄的主要器官，也是药物代谢的器官之一。

35. 肾功能不全患者的剂量调整通常以**减量法、延长给药间隔及二者结合**三种方式。

36. 用于估计透析清除率（CLHD）的公式：$CLHD = Q(C_i - C_0)/C_i$。

37. 多数腹膜透析患者都服用"**磷结合剂**"类的碳酸钙片，目的是为了防止过多的磷从胃肠道吸收。

38. 目前临床常用的**免疫抑制剂**包括糖皮质激素、钙调磷酸酶抑制剂（CNI，如他克莫司、环孢素）、雷帕霉素靶蛋白抑制剂（mTOR，如西罗莫司）、嘌呤和嘧啶合成抑制剂（如吗替麦考酚酯、咪唑立宾、硫唑嘌呤）等。

药学综合知识与技能

历年考题

【A型题】1. 关于哺乳期妇女用药安全的说法,正确的是(　　)

A. 口服避孕药可分泌至乳汁中,降低乳汁中吡哆醇含量,哺乳期应禁用

B. 依那普利可分泌至乳汁中,因含巯基可引起乳儿骨髓抑制,哺乳期应避免使用

C. 头孢呋辛易分泌至乳汁中,哺乳期不宜使用

D. 阿奇霉素很少分泌至乳汁中,哺乳期可以使用

E. 青霉素G极易分泌至乳汁中,哺乳期不宜使用

【考点提示】A。口服避孕药因含雌激素和(或)孕激素,可分泌至乳汁中,降低乳汁中吡哆醇含量,使乳儿出现易激惹、尖叫、惊厥等神经精神系统症状;男婴则出现乳房增大。血管紧张素转换酶抑制剂卡托普利可分泌至乳汁中,因含巯基而对乳儿骨髓有抑制作用,避免使用;依那普利对乳儿肾脏有影响,避免应用。头孢菌素类在乳汁中含量甚微,但第四代头孢菌素类如头孢匹罗、头孢吡肟例外。大环内酯类(阿奇霉素)100%分泌至乳汁。青霉素类对乳儿安全。

【A型题】2. 关于药物在肝功能不全患者药动学和

药效学变化的说法，错误的是(　　)

　　A. 主要在肝内代谢清除的药物，生物利用度提高

　　B. 需要肝脏生物转化的前体药物，药效降低

　　C. 蛋白结合率高的药物，血中游离药物浓度增加

　　D. 首过消除明显的药物，药理作用维持时间缩短

　　E. 血胆汁酸和胆红素升高，血浆蛋白与药物结合的能力下降

【考点提示】D。内源性的缩血管活性物质在肝内灭活减少，药物不能有效地经过肝脏的首过效应，使主要在肝脏内代谢清除的药物生物利用度提高，同时体内血药浓度明显增高而影响药物的作用，药物的不良反应发生率也可能升高。例如，肝脏疾病或晚期肝硬化时，药物的生物利用度大幅增加，哌替啶和普萘洛尔增加2倍；对乙酰氨基酚增加50%。首过消除明显的药物有阿司匹林、利多卡因、吗啡、硝酸甘油、对乙酰氨基酚、哌唑嗪和氯丙嗪等。因此，肝脏疾病时要减少口服药物剂量，并延长给药时间间隔。

【A型题】3. 下列关于肾功能不全患者给药方案调整的方法，错误的是(　　)

　　A. 肾功能不全者首选肝胆代谢和排泄的药物

B. 肾功能不全而肝功能正常者,可选用双通道(肝肾)消除的药物

C. 肾功能不全又必须使用明显肾毒性的药物时,可以延长给药间隔或减少给药剂量

D. 肾功能不全又必须使用明显肾毒性的药物时,可以同时服用碳酸氢钠来碱化尿液,以促进药物排泄,防止药源性疾病

E. 使用治疗窗窄的药物,应进行血药浓度检测,设计个体化给药方案

【考点提示】D。肾功能不全患者用药原则:明确诊断,合理选药。避免或减少使用肾毒性大的药物。注意药物相互作用,特别应避免与有肾毒性的药物合用。肾功能不全而肝功能正常者可选用双通道(肝肾)消除的药物。根据肾功能的情况调整用药剂量和给药间隔时间,必要时进行TDM,设计个体化给药方案。

【A型题】4. 患者,男,47岁,肾移植术后抗排异治疗,不应选用的药物是( )

A. 环孢素　　　　　　B. 他克莫司

C. 吗替麦考酚酯　　　D. 伏立康唑

E. 糖皮质激素

【考点提示】D。目前器官移植受者临床常用的免疫抑制剂包括糖皮质激素、钙调磷酸酶抑制剂(CNI,

如他克莫司、环孢素)、雷帕霉素靶蛋白抑制剂(mTOR,如西罗莫司)、嘌呤和嘧啶合成抑制剂(如吗替麦考酚酯、咪唑立宾、硫唑嘌呤)等。

【B型题】(5~7题共用备选答案)

  A. 数字评分法   B. CTP评分标准
  C. Cochrane证据分级   D. APACHE评分系统
  E. Bees标准

5. 用于判断老年患者潜在不恰当用药的是( )
6. 用于评价肝功能不全严重程度的是( )
7. 用于评估癌症患者疼痛程度的是( )

【考点提示】E、B、A。可参考老年人合理用药的辅助工具,如Beers标准,Beers标准由美国老年医学会建立,用于判断老年患者潜在不恰当用药。主要从药品不良反应及药物治疗获益角度,分别对老年人不适当用药、特定疾病状态下避免使用的药物及老年人慎用药物进行了详细的说明。CTP评分标准用于评价肝功能不全严重程度。数字评分法是用0~10的数字代表不同的疼痛,0为无痛,10为最剧烈的疼痛,让患者圈出一个最代表疼痛程度的数字:0分为无痛,1~3分为轻度疼痛,4~6分为中度疼痛,7~10分为重度疼痛。

【B型题】(8~11题共用备选答案)

  A. 左氧氟沙星   B. 氯霉素

C. 磷霉素　　　　　　　　D. 万古霉素

E. 甲硝唑

8. 对胎儿骨骼发育可能产生不良反应，妊娠期妇女避免使用的药品是（　　）

9. 在乳汁中分泌量较高，主要用于治疗厌氧菌感染的药品是（　　）

10. 对胎儿及母体均无明显影响，也无致畸作用，妊娠期感染时可选用的药品是（　　）

11. 对母体及胎儿有一定的耳、肾毒性，仅在有明确指征时方可使用，并应进行治疗药物监测的、治疗耐药革兰阳性菌所致严重感染的药品是（　　）

【考点提示】A、E、C、D。妊娠期抗菌药物的应用需考虑药物对母体和胎儿两方面的影响：对胎儿有致畸或明显毒性作用的，如四环素类、氟喹诺酮类等，妊娠期避免应用；对母体和胎儿均有毒性作用的，如氨基糖苷类、万古霉素、去甲万古霉素等，妊娠期避免应用；确有应用指征时，需在 TDM 下使用，以保证用药安全有效；药物毒性低，对胎儿及母体均无明显影响，也无致畸作用者，妊娠期感染时可选用，如青霉素类、头孢菌素类等 β 内酰胺类和磷霉素类。哺乳期患者接受抗菌药物后，药物可由乳汁分泌，少数药物乳汁中分泌量较高，如氟喹诺酮类、四环素类、大环内酯类、氯霉素、磺胺甲唑、甲氧苄啶、甲硝唑等。

【B型题】(12~13题共用备选答案)

  A. 地塞米松   B. 可的松
  C. 泼尼松   D. 泼尼松龙
  E. 氢化可的松

12. 因可抑制患儿的生长和发育,小儿应避免使用的长效糖皮质激素是( )

13. 无须在肝脏代谢,严重肝功能不全者宜选用的中效糖皮质激素是( )

【考点提示】A、D。小儿如长期使用肾上腺糖皮质激素,需十分慎重,因激素可抑制患儿的生长和发育,如确有必要长期使用,应采用短效(如可的松)或中效制剂(如泼尼松),避免使用长效制剂(如地塞米松)。可的松和泼尼松需在肝内分别转化成氢化可的松和氢化泼尼松才有生物活性,而肝功能不全者,药物在肝脏的转化会出现障碍,因此,严重肝功能不全者,不宜服用泼尼松治疗,而应选用不需肝脏代谢能直接发挥药物作用的泼尼松龙。

【X型题】14. 儿童禁用的用药情况有( )

  A. 地西泮用于6个月以下幼儿
  B. 阿司匹林用于2~14岁儿童
  C. 尼美舒利用于14岁以下儿童

D. 布洛芬用于14岁以下儿童

E. 吗啡用于1岁以下幼儿

【考点提示】AE。地西泮禁用于新生儿；吗啡可以减量用于新生儿；布洛芬、阿司匹林可用于儿童；尼美舒利禁用于12岁以下儿童。

第四章 药物治疗管理与健康促进

第一节 药物治疗方案的设计与评估

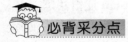

1. 合理的药物治疗方案可以使患者获得**有效、安全、经济、方便**的药物治疗。

2. 药物治疗的有效性是选择药物的**首要标准**。

3. 保证患者的**用药安全**是药物治疗的前提。

4. 产生药物治疗安全性问题的原因主要有三点：**药物本身固有的药理学特性、药品质量问题和药物的不合理应用**。

5. 药物治疗的**经济性**是要以最低的药物成本，实现最好的治疗效果。

6. 药物治疗的方便性主要取决于**给药途径和给药频率**。

7. 制定药物治疗方案时，首先应**确定治疗目的**，其次根据患者病情和药物的适应证选择合适的药物种类、用药时机、剂型和给药方案,选择合理的药物配伍,确定合适的疗程。

8. **自我药疗**是指在没有医师或其他医务工作者的指导下,患者恰当地应用非处方药来缓解轻度、短期的症状及不适,或治疗轻微的疾病。

9. 根据治疗药物监测(TDM)结果调整给药方案包括**稳态一点法、一点法和重复一点法、药动学(PK)/药效学(PD)参数法、Bayesian 反馈法**等。

10. **调整给药方案**的方式包括改变每日剂量、改变给药间隔或两者同时改变。

11. 患者评估过程应当采用"**一对一**"的个性化方式,遵循相关标准规范,了解患者的用药体验,做到系统、全面并合乎情理,同时应确保患者的隐私。

12. **药物的预期用途**是判别药物治疗问题的起始点。

13. 药物治疗的**有效性**取决于患者是否达到了每项适应证的预期治疗目标。

14. **依从性**,又称顺应性或者一致性,是指患者是否能够或愿意按照医嘱服用药物。

15. 药物**经济学的评价方法**一般有最小成本分析、成本-效益分析、成本-效果分析、成本-效用分析。

16. **成本-效益分析**,将药物治疗的成本与所产生的效益归化为以货币为单位的数字,用以评估药物治疗方案的经济性。

17. 成本-效果分析,与成本-效益分析的差异在于,药物治疗的效果不以货币为单位表示,而是用**其他量化的方法**表达治疗目的,如延长患者生命时间等。

历年考题

【A型题】1. 下列分析方法中,不属于药物经济学评价方法的是( )

A. 最小成本分析法　　B. 成本-效立分析法
C. 成本-效用分析法　　D. 成本-效益分析法
E. 成本-效果分析法

【考点提示】B。药物经济学的评价方法一般有最小成本分析、成本-效益分析、成本-效果分析、成本-效用分析。

【A型题】2. 为比较不同质子泵抑制剂治疗十二指肠溃疡的经济性,将药物治疗的成本与产生的效用指标以货币进行评估,此药物经济学评价方法是( )

A. 成本-效益分析　　B. 最小成本分析
C. 成本-效果分析　　D. 成本-效用分析
E. 成本-费用分析

【考点提示】A。成本-效益分析,将药物治疗的成本与所产生的效益归化为以货币为单位的数字，用以评估药物治疗方案的经济性。

第二节　常用医学检查

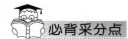 必背采分点

1. **医学检查指标**为诊断疾病的重要依据，亦是疾病治疗中需要监控的指标。

2. 血液是在中枢神经的调节下由循环系统流经全身各器官的红色黏稠液体，其在血管内流动，具有输送**营养、氧气、抗体、激素**和排泄废物及调节水分、体温、渗透压、酸碱度等功能。

3. 一般成人的血液占体重的 8% ~ 9%，总量为 **5000 ~ 6000mL**，血液的 pH 为 7.35 ~ 7.45、比重为 1.05 ~ 1.06。

4. 血液中的成分可分为**血浆（无形成分）和血细胞（有形成分）**两大部分。

5. **血液检查**的内容通常包括红细胞、白细胞、血红蛋白及血小板等参数。

6. 红细胞为双凹圆盘形，其主要生理功能是作为呼吸载体，能在携带和释放氧气至全身各个组织的同时运

输二氧化碳，协同调节并维持**酸碱平衡和免疫黏附**作用。

7. 血红蛋白（Hb）又称**血色素**，是红细胞的主要组成部分，由珠蛋白和血红素组成。

8. 血红蛋白在体内的主要作用为**运输氧和二氧化碳**，携带氧的血红蛋白称为氧合血红蛋白，携带二氧化碳的血红蛋白则称为还原血红蛋白。

9. **贫血**按严重程度可分为：极重度贫血，Hb 量 < 30g/L；重度贫血，30g/L ≤ Hb 量 < 60g/L；中度贫血，60g/L ≤ Hb 量 < 90g/L；轻度贫血，90g/L ≤ Hb 量 < 正常参考范围下限。

10. **白细胞**是血液中有形成分的重要组成部分，呈球形的无色有核细胞，是机体抵御病原微生物等异物入侵的重要防线。

11. 正常外周血液中常见的**白细胞分类**有中性粒细胞、嗜酸性粒细胞、嗜碱性粒细胞、淋巴细胞和单核细胞。

12. **新生儿白细胞较高**，通常 3~4 天后降至 10×10^9/L 左右，约保持 3 个月。

13. 正常血液中白细胞以细胞质内有无颗粒而分为**"有粒"和"无粒"**两大类，前者（称为粒细胞）根据颗粒被瑞氏染料染色（伊红－美蓝染色）的特点分为中性、嗜酸性、嗜碱性三种；后者包括单核细胞、淋巴细胞。

14. **中性粒细胞**为血液中的主要吞噬细胞，在白细胞中所占比例最高，在急性感染中起重要作用，具有吞噬和杀灭病原体的作用。

15. 嗜酸性粒细胞具有**变形运动和吞噬功能**，可吞噬抗原-抗体复合物或细菌。

16. 嗜碱性粒细胞无吞噬功能，颗粒中有许多**生物活性物质**，其中主要为肝素、组胺、慢反应物质、血小板激活因子等。

17. 血小板由**骨髓巨核细胞**产生，每个巨核细胞可以产生2000～3000个血小板，生存期为8～11天，具有黏附、聚集、释放等多种功能。

18. **血小板计数**是评估止血和凝血功能的重要指标之一。

19. 血小板计数是**出血性疾病**必不可少的检测项目。

20. 红细胞沉降率（ESR）也称**血沉**，是指红细胞在一定条件下于单位时间内的沉降距离。

21. 尿液是人体泌尿系统排出的代谢废物，正常人每日排出尿液**1000～3000mL**；儿童每小时3～4mL/kg。

22. **尿液检查的目的**包括：①泌尿系统疾病的诊断；②血液系统及代谢性疾病的诊断；③职业病的诊断；

④**药物安全性监测**。

23. **肾小球滤过率及肾血流量**可影响尿液酸碱度。

24. 尿比重可以反映肾小管浓缩和稀释功能，尿比重受尿中所含**可溶性物质的数量、质量及尿量**的影响。

25. **尿蛋白**（PRO）即尿中蛋白质，是尿液检查的核心项目之一。

26. **病理性蛋白尿**主要包括肾小球性蛋白尿、肾小管性蛋白尿、混合性蛋白尿、溢出性蛋白尿、组织性蛋白尿、假性蛋白尿等。

27. 尿液中排出的糖，主要为葡萄糖，一般尿糖检查均指**尿葡萄糖（GLU）**检查。

28. **尿胆红素（BIL）**的检出是显示肝细胞损伤和鉴别黄疸类型的重要指标，在诊断和预后方面有重要意义。

29. 尿液中如混合有**0.1%以上**血液时，肉眼可观察到血尿；血液量占比在0.1%以下时，仅能通过隐血反应发现。

30. **尿沉渣白细胞**（LEU）是检测离心尿沉淀物中白细胞的数量，结果以白细胞数/高倍视野（WBC/HPF）或白细胞数/微升（WBC/μL）表示。

31. 常见的**尿沉渣管型种类**有透明管型、细胞管型（白细胞、红细胞、上皮细胞）、颗粒管型、蜡样管型、脂肪管型。

32. 正常人尿沉渣结晶中的**磷酸盐、草酸盐、尿酸盐**最为常见。

33. 正常人的粪外观色泽为黄褐色，婴儿为**黄色**（主要由于婴儿的胆色素代谢功能尚未发育完全），均为柱状软便。

34. 口服**药用炭、铋制剂、铁制剂、某些中草药者**粪便可呈无光泽的灰黑色，服用**大黄、番泻叶**等中药者粪便呈黄色。

35. 服用解热镇痛药**保泰松、羟基保泰松**可使粪便变为红色或黑色，**水杨酸钠**可使粪便成为红至黑色；利福平可使粪便变成橘红至红色；抗凝药**华法林、双香豆素、双香豆素乙酯、醋硝香豆素**可使粪便变红。

36. **米泔水样便**是由肠道受刺激引发大量分泌水分所致，见于霍乱、副霍乱等。

37. **胨状便**主要见于过敏性肠炎、慢性菌痢等。

38. **白陶土样便**是由于胆汁减少或缺乏，使粪胆原减少或缺乏，见于各种病因所致的梗阻性黄疸。

39. **粪便细胞显微镜检查**主要对有形细胞、原虫、真菌、寄生虫卵进行观察，以便了解整个消化系统的器官功能或病理状态。

40. **丙氨酸氨基转移酶（ALT）**是一组催化氨基酸

与 α - 酮酸间氨基转移反应的酶类，旧称谷丙转氨酶（GPT）。

41. ALT 增高的程度主要与肝细胞被破坏的程度呈**正比**。

42. **天门冬氨酸氨基转移酶（AST）**是体内最重要的氨基转移酶之一，催化 L - 天门冬氨酸与 α - 酮戊二酸间氨基转移反应，旧称谷草转氨酶（GOT）。

43. AST 从细胞释放增加，进入血液后导致 **AST 活性上升**。

44. 在急性或轻型肝炎时，血清 AST 升高，但升高幅度不如 ALT，**AST/ALT 比值 <1**；在慢性肝炎、肝硬化时，AST 上升的幅度高于 ALT。

45. **总蛋白**为白蛋白和球蛋白之和。

46. **血浆蛋白**具有维持正常的血浆胶体渗透压、体内运输、机体免疫、凝血和抗凝血及营养等生理功能。

47. 为了反映肝脏功能的实际情况，在做血清总蛋白测定的同时，尚需要测定 **A/G 比值**。

48. 直接胆红素与间接胆红素之和即**血清总胆红素（STB 或 Tbil）**。

49. 根据**总胆红素值**判定有无黄疸、黄疸发生程度及演变过程。

50. 体内尿素氮**90％以上**经肾小球滤过而随尿液排

出体外。

51. **外源性肌酐**是肉类食物在体内代谢后的产物。

52. **内源性肌酐**是体内肌肉组织代谢的产物。

53. 人体肾功能正常时，肌酐排出率恒定；当肾实质受到损害时，肾小球的滤过率就会降低，当滤过率降低到一定程度后，血肌酐浓度就会<u>急剧上升</u>。

54. **尿酸**为体内核酸中嘌呤代谢的终末产物，主要由肾小球滤过和肾小管排泌。

55. 血清淀粉酶活性测定主要用于**急性胰腺炎**的诊断。

56. 肌酸激酶（CK）是人体能量代谢过程中的重要酶类，旧称肌酸磷酸激酶（CPK），在体内主要存在于骨骼肌、脑和心肌组织中，为诊断**骨骼肌和心肌疾病**的敏感指标，其增高与骨骼肌、心肌受损的程度基本一致。

57. 心肌肌钙蛋白 T（cTnT）、心肌肌钙蛋白 I（cTnI）均可用于诊断**心肌梗死**以及判断微小心肌缺血性损伤。

58. 临床通过监测**空腹、餐后血糖数值的变化**来诊断疾病，掌握糖尿病的病情和治疗效果。

59. 测定糖化血红蛋白和血红蛋白的百分率能客观反映**测定前 3 个月内的平均血糖水平**，不但可用于糖尿病的诊断，且可用于糖尿病患者用药疗效的观察和治疗药物监测。

60. 肝脏是合成、储存和供给**胆固醇**的主要器官。

61. 在正常情况下，人体三酰甘油（甘油三酯）水平保持在正常参考范围内，伴随**年龄的增长而逐渐增高**。

62. 低密度脂蛋白胆固醇（LDL–C）的含量与心血管疾病的发病率以及病变程度相关，被认为是**动脉粥样硬化**的主要致病因子。

63. 高密度脂蛋白胆固醇（HDL–C）水平与动脉粥样硬化和冠心病的发生和发展呈**负相关**。

64. 凝血酶原时间（PT）是检查**外源性凝血因子**的一种过筛试验，是用来证实先天性或获得性纤维蛋白原、凝血酶原以及凝血因子Ⅴ、Ⅶ、Ⅹ缺陷或抑制物的存在，同时是用于监测口服抗凝药用量的首选指标。

65. 国际标准化比值（INR）=（患者PT/正常对照PT），目前INR测定主要用于**维生素K拮抗剂（如华法林）抗凝效果**的监测。

66. 乙型肝炎血清免疫学检查（表面抗原、表面抗体、e抗原、e抗体、核心抗体）对乙型肝炎病毒的感染、复制及转归，**乙型肝炎的诊断、鉴别**、预后以及用药后效果具有较大的参考价值。

67. 乙型肝炎病毒表面抗原（HBsAg）俗称"澳抗"，为乙型肝炎病毒（HBV）表面的一种糖蛋白，是乙型肝炎病毒感染最早期（1~2个月）血清里出现的一种**特异性标志物**，可维持数周至数年，甚至终生。

68. 大多数 HBsAg 的消失和 HBsAb 的出现，意味着 **HBV 感染的恢复期**和人体产生了免疫力。

69. 在乙型肝炎患者血液中检出乙型肝炎病毒表面抗原、e抗原、核心抗体同为阳性，在临床上称为"**大三阳**"；在其血液中检测出乙型肝炎病毒表面抗原、e抗体、核心抗体同为阳性，在临床上称为"**小三阳**"。

70. 细菌药敏试验即用于检测细菌对抗菌药物的敏感性，其在**指导临床用药、监测耐药变化**等方面起重要作用，特别是在感染性疾病的目标性治疗中至关重要。

71. 具体的药敏试验方法包括**稀释法（肉汤稀释法、琼脂稀释法）、纸片扩散法、E-test 法**等。

72. "耐药"指常规推荐剂量的抗菌药物治疗时，患者感染部位的药物浓度**无法抑制菌株生长**。

历年考题

【A 型题】1. 不会引起嗜酸性粒细胞计数升高的疾病是（　）

　　A. 荨麻疹　　　　　　　B. 药物性皮疹

C. 支气管哮喘 D. 严重烧伤

E. 湿疹

【考点提示】D。嗜酸性粒细胞增多：①过敏性疾病：支气管哮喘、荨麻疹、药物性皮疹、血管神经性水肿、食物过敏、热带嗜酸性粒细胞增多症、血清病、过敏性肺炎等。②皮肤病与寄生虫病：牛皮癣、湿疹、天疱疮、疱疹样皮炎、真菌性皮肤病、肺吸虫病、钩虫病、包囊虫病、血吸虫病、丝虫病、绦虫病等。③血液病：慢性粒细胞性白血病、嗜酸性粒细胞性白血病等。④药物应用：头孢拉定、头孢氨苄、头孢呋辛、头孢哌酮等抗生素等。⑤恶性肿瘤：某些上皮系肿瘤如肺癌等。⑥传染病：猩红热。⑦其他：风湿性疾病、肾上腺皮质功能减低症等。

【A 型题】2. 患者，男，体检发现血清尿素氮升高，血肌酐升高，其他生化指标正常，该患者最有可能患有（ ）

A. 心脏疾病 B. 肝脏疾病

C. 肾脏疾病 D. 血液疾病

E. 感染性疾病

【考点提示】C。血肌酐和尿素氮同时测定更有意义，如两者同时增高，提示肾功能已经受到严重的损害。

【A型题】3. 丙氨酸氨基转移酶（ALT）活力与肝细胞受损程度的关系是（　　）

　　A. 呈正相关　　　　B. 呈负相关
　　C. 不呈比例　　　　D. 关联性不大
　　E. 无关联性

【考点提示】A。丙氨酸氨基转移酶（ALT，GPT）是一组催化氨基酸与α-酮酸间氨基转移反应的酶类，旧称谷丙转氨酶（GPT），主要存在于肝，其次是肾、心肌、骨骼肌、胰腺、脾、肺、红细胞等组织细胞中，同时也存在于正常体液如血浆、胆汁、脑脊液、唾液中。当富含ALT的组织细胞受损时，ALT从细胞释放增加，进入血液后导致ALT活力上升，其增高的程度与肝细胞被破坏的程度呈正比。

【A型题】4. 成年人空腹血糖的正常值范围是（　　）

　　A. 3.9~7.2mmol/L（70~130mg/dL）
　　B. 3.9~8.3mmol/L（70~150mg/dL）
　　C. 3.9~7.0mmol/L（70~126mg/dL）
　　D. 3.5~5.5mmol/L（60~100mg/dL）
　　E. 3.9~6.1mmol/L（70~110mg/dL）

【考点提示】E。空腹血糖：成人3.9~6.1mmol/L（70~110mg/dL），儿童3.3~5.5mmol/L（60~100mg/

dL），餐后 2 小时血糖：<7.8mmol/L（140mg/dL）。

【A 型题】5. 接种乙肝疫苗后，血清免疫学检查可呈阳性反应的指标是(　　)

　　A. 乙型肝炎病毒表面抗原
　　B. 乙型肝炎病毒表面抗体
　　C. 乙型肝炎病毒 e 抗原
　　D. 乙型肝炎病毒 e 抗体
　　E. 乙型肝炎病毒核心抗体

【考点提示】B。阳性见于：①乙型肝炎恢复期，或既往曾感染过 HBV，现已恢复，且对 HBV 具有一定的免疫力。②接种乙肝疫苗所产生的效果。

【A 型题】6. 患者，女，55 岁，因持续性中上腹疼痛 2 日入院。查体：体温 38℃，中上及左上腹有压痛。化验结果：白细胞计数 18.7×10^9/L，血清淀粉酶 1993U/L，血脂肪酶 6116U/L。其诊断可考虑是(　　)

　　A. 急性胰腺炎　　　　B. 急性胆囊炎
　　C. 急性阑尾炎　　　　D. 急性胃炎
　　E. 急性肠梗阻

【考点提示】A。淀粉酶（AMY）正常参考范围：血清 80~220U/L。临床意义：增高——急性胰腺炎等胰腺疾病。降低——肝癌、肝硬化、糖尿病等。

【B型题】(7~9题共用备选答案)

A. 中性粒细胞减少　　　B. 淋巴细胞增多

C. 嗜酸性粒细胞增多　　D. 淋巴细胞减少

E. 红细胞增多

7. 湿疹患者的实验室检查结果常会出现(　　)

8. 长期生活在高原地区的人群,其实验室检查结果会出现(　　)

9. 长期应用糖皮质激素后的实验室检查结果常会出现(　　)

【考点提示】C、E、D。嗜酸性粒细胞增多:①过敏性疾病(支气管哮喘、荨麻疹、药物性皮疹、血管神经性水肿);②皮肤病与寄生虫病;③血液病;④药物:头孢类药物;⑤恶性肿瘤;⑥传染病;⑦其他。红细胞/血红蛋白增多:①相对增多:血液浓缩——呕吐、出汗、大面积烧伤。②病理代偿性和继发性增多:慢性肺心病、肺气肿、高原病和肿瘤(肾癌、肾上腺肿瘤)患者。③真性红细胞增多:原因不明的慢性骨髓功能亢进。淋巴细胞减少:传染病的急性期、放射病、细胞免疫缺陷病、长期应用肾上腺皮质激素后或接触放射线等。

【X型题】10. 血液循环中的白细胞包括(　　)

A. 中性粒细胞　　　　B. 嗜酸性粒细胞

C. 嗜碱性粒细胞　　　D. 单核细胞

E. 淋巴细胞

【考点提示】ABCDE。白细胞是个大家族，正常血液中白细胞以细胞质内有无颗粒而分为有粒和无粒两大类，前者粒细胞根据颗粒的嗜好性分为中性、嗜酸性、嗜碱性三种；后者包括单核细胞、淋巴细胞，每类细胞的形态、功能、性质各异。

【X型题】11. 临床上选用的抗乙型病毒性肝炎药物有（　　）

A. 拉米夫定 B. α-干扰素
C. 阿德福韦酯 D. 阿昔洛韦
E. 恩替卡韦

【考点提示】ABCE。干扰素（普通干扰素、长效干扰素）、核苷（酸）类似物等类药物的优点是：三性"有效性、易行性、安全性"，但是也有疗程不固定、易发生病毒耐药、停药后易复发等缺点。包括拉米夫定、阿德福韦酯、替比夫定、恩替卡韦、替诺福韦酯、克拉夫定等。

第三节　疾病管理与健康宣教

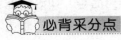

1. 健康教育重点宣传合理用药的基本常识，目的是

普及安全、有效用药的理念和基本知识，提高用药依从性。

2. **健康生活方式**是指有益于健康的习惯化行为方式，具体表现为：健康饮食、适量运动、不吸烟、不酗酒、保持心理平衡、充足的睡眠、讲究日常卫生等。

3. 对于高血压患者，应告知**低盐饮食**，避免情绪较大波动，定期监测血压并评估靶器官损害程度。

4. 对于糖尿病患者，一定从饮食、运动上严格管理，戒烟限酒，**监测血糖**，控制血压、血脂水平，避免糖尿病并发症的发生。

5. 对于骨质疏松症患者，在补钙治疗的同时应告知其适当增加户外运动，**多晒太阳**，使钙能够有效沉积到骨骼上，防跌倒的宣教也很重要。

6. 目前的戒烟主要方法有**行为干预**、药物干预、电子烟、中医戒烟等。

7. "**5A**"戒烟干预法，包括询问、建议、评估、帮助和安排随访。

8. **精神活性物质**通常是指能影响精神活动的物质，包括违禁物质及非违禁物质。

9. 违禁物质包括**麻醉药品、精神药品**等，如镇静催眠药物、含有可待因和麻黄碱的镇咳类处方药等；非违禁物质如烟草、酒精等。

10. **物质滥用的主要危害**可分为 4 类：一是对健康的长远影响；二是急性和短期效应；三是不良后果导致的紧急社会问题；四是不良后果导致的长远社会问题。

11. 疾病预防和保健最重要的是**健康的生活方式**，包括合理的膳食、坚持不懈的运动、积极参与劳动和社会活动以及保持良好的心情。

12. 甲类传染病是指：**鼠疫、霍乱**。

13. 乙类传染病是指：**新型冠状病毒肺炎**、传染性非典型肺炎、艾滋病、病毒性肝炎、脊髓灰质炎、人感染高致病性禽流感、麻疹、流行性出血热、狂犬病、流行性乙型脑炎、登革热、炭疽、细菌性和阿米巴性痢疾、肺结核、伤寒和副伤寒、流行性脑脊髓膜炎、百日咳、白喉、新生儿破伤风、猩红热、布鲁菌病、淋病、梅毒、钩端螺旋体病、血吸虫病、疟疾。

14. **丙类传染病**是指：流行性感冒、流行性腮腺炎、风疹、急性出血性结膜炎、麻风病、流行性和地方性斑疹伤寒、黑热病、包虫病、丝虫病，除霍乱、细菌性和阿米巴性痢疾、伤寒和副伤寒以外的感染性腹泻病。

15. **疫苗接种**是控制人类疾病最有效的公共卫生干预措施之一，对于降低传染病发病率和死亡率具有重要作用。

药学综合知识与技能

16. **儿童国家免疫规划（NIP）疫苗**为第一类疫苗，由政府免费向公民提供。

17. 第二类疫苗是指由**公民自费并且自愿接种**的其他疫苗，常见的包括水痘减毒活疫苗、口服轮状病毒疫苗、流感疫苗、肺炎链球菌疫苗、狂犬病疫苗、b型流感嗜血杆菌疫苗等。

历年考题

【X型题】关于戒烟管理的说法，正确的有（　　）

A. 行为干预效果较好

B. 必要时进行药物干预

C. 可使用一线戒烟药物可乐定戒断烟瘾

D. 可使用二线戒烟药物尼古丁替代制剂戒断烟瘾

E. 中医戒烟多采用联合治疗手段

【考点提示】ABE。戒烟药物能够有效帮助吸烟者戒断烟瘾，其包括一线戒烟药物（如尼古丁替代药物、安非他酮及伐尼克兰）、二线戒烟药物（如可乐定和去甲替林等）以及其他戒烟药物。尼古丁药物替代药物治疗是以非烟草的形式，即小剂量、安全性好的尼古丁制剂取代烟草中的尼古丁，剂型包括贴剂、咀嚼胶、喷鼻剂、吸入剂和舌下含片等。安非他酮是治疗烟草依赖的非尼古丁类药物，其常见的不良反应包括失眠、口干、头痛和恶心等，对于有出血倾向的戒烟患者不建议使用。伐尼克兰是一种口服的高选择性 $α_4β_2$ 尼古丁 - 乙酰胆碱受体部分激动/部分拮抗药，可帮助吸烟者缓解戒断症状，减少对吸烟的渴求和满足感；大量短期治疗和延期治疗的临床试验证实，吸烟患者对伐尼克兰具有很好的耐受性，但有报道显示，接受伐尼克兰治疗的吸烟者会出现癫痫发作的罕见不良反应。虽然戒烟的获益大于药物的风险，但如果产生任何副作用应停药并咨询专业人员。

第四节　抗菌药物的合理使用

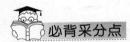

1. 抗菌药物临床应用是否合理，基于以下两方面：**有无抗菌药物应用指征**；选用的抗菌药物品种及给药方案是否适宜。

2. 抗菌药物治疗性应用的**基本原则**：①诊断为细菌性感染者方有指征应用抗菌药物。②尽早查明感染病原，根据病原种类及药物敏感试验结果选用抗菌药物。③抗菌药物经验性治疗。④按照药物的抗菌作用及其体内过程特点选择用药。⑤综合患者病情、病原菌种类及抗菌药物特点制定治疗方案。

3. 根据病原菌、感染部位、感染严重程度和患者的生理、病理情况及抗菌药物的药效学和药动学特点制定治疗方案,包括抗菌药物的**选用品种、剂量、给药次数、给药途径、疗程及联合用药**等。

4. 根据病原菌种类及药敏结果尽可能选择**针对性强、窄谱、安全、价格适当**的抗菌药物。

5. 抗菌药物给药途径包括**口服给药、注射给药及局部给药**。

6. 肌内注射给药只适用于不能口服给药的轻至中度感染者,**不宜用于重症感染者**。

7. **青霉素类、头孢菌素类**等较易产生过敏反应的药物不可局部应用。

8. **氨基糖苷**类等耳毒性药物不可局部滴耳。

9. 青霉素类、头孢菌素类和其他β-内酰胺类、红霉素、克林霉素等时间依赖性抗菌药物,应**一日多次**给药。

10. **非手术治疗**患者抗菌药物的预防用药目的:预防特定病原菌所致的或特定人群可能发生的感染。

11. **围手术期**抗菌药物的预防用药目的主要是预防手术部位感染。

12. 清洁手术（Ⅰ类切口）手术部位无污染，通常**不需**预防用抗菌药物。

13. 清洁-污染手术（Ⅱ类切口）通常需**预防性使用**抗菌药物。

14. 污染手术（Ⅲ类切口）需**预防性使用**抗菌药物。

15. 污染-感染手术（Ⅳ类切口）在手术前即已开始治疗性应用抗菌药物，术中、术后继续，此种情况**不属于预防应用**范畴。

16. **头孢菌素类过敏**者，针对革兰阳性菌可用万古霉素、去甲万古霉素、克林霉素；针对革兰阴性杆菌可用氨曲南、磷霉素或氨基糖苷类。

17. 围手术期抗菌药物给药途径大部分为**静脉输注**，仅有少数为口服给药。

18. 静脉输注应在皮肤、黏膜切开前**0.5~1小时**内或麻醉开始时给药。

19. 氨基糖苷类、氟喹诺酮类、达托霉素、多黏菌素、硝基咪唑类等属于**浓度依赖性**抗细菌药物。

20. 大多数抗生素后效应（PAE）或消除半衰期较短的β-内酰胺类、林可霉素、大部分大环内酯类药物属于**时间依赖性**抗细菌药物。

21. 替加环素、利奈唑胺、阿奇霉素、四环素类、

药学综合知识与技能

糖肽类等属于**时间依赖性且抗菌作用持续时间长**的抗细菌药物。

22. **浓度依赖性且具有长 PAFE** 代表药物有两性霉素及其脂质制剂和棘白菌素类药物,如卡泊芬净、米卡芬净等。

23. 时间依赖性抗真菌药物代表药物为**氟胞嘧啶**。

24. **时间依赖性且抗真菌作用持续时间长**代表药物有唑类抗真菌药物,如氟康唑、伊曲康唑和伏立康唑等。

历年考题

【B 型题】(1~2 题共用备选答案)

A. 利奈唑胺　　　　　B. 莫西沙星
C. 阿奇霉素　　　　　D. 氟康唑
E. 氨苄西林

1. 属于时间依赖性且半衰期很短的抗菌药物是(　　)
2. 属于浓度依赖性的抗菌药物是(　　)

【考点提示】E、B。利奈唑胺和阿奇霉素属于时间依赖性且抗细菌作用持续时间长的抗菌药物。莫西沙星属于浓度依赖性抗菌药物。氟康唑属于时间依赖性且抗真菌作用持续时间长。氨苄西林属于半衰期较短的 β-内酰胺类。

【C型题】(3~4题共用题干)

患者，男，62岁，因骨性关节炎，药物治疗效果不佳，关节坏死，拟行人工关节置换术。

3. 适宜该患者预防性使用的抗菌药物是( )

　　A. 头孢唑林　　　　B. 头孢曲松
　　C. 头孢他啶　　　　D. 头孢哌酮
　　E. 氨曲南

4. 关于该患者手术时预防性抗菌药物给药时机的说法，正确的是( )

　　A. 应在皮肤、黏膜切开前15~30分钟内静脉滴注
　　B. 应在皮肤、黏膜切开前0.5~1小时内静脉滴注
　　C. 应在皮肤、黏膜切开前1.5~2小时内静脉滴注
　　D. 应在皮肤、黏膜切开前2.5~3小时内静脉滴注
　　E. 应在皮肤、黏膜切开前3~4小时内静脉滴注

【考点提示】A、B。应尽量选择单一抗菌药物预防用药，避免不必要的联合使用。预防用药应针对手术路径中可能存在的污染菌，如心血管、头颈、胸腹壁、四肢软组织手术和骨科手术等经皮肤的手术，通常选择针

药学综合知识与技能

对金黄色葡萄球菌的抗菌药物,如第一、二代头孢菌素。静脉输注应在皮肤、黏膜切开前 0.5~1 小时内或麻醉开始时给药,在输注完毕后开始手术,保证手术部位暴露时局部组织中抗菌药物已达到足以杀灭手术过程中污染细菌的药物浓度。

第五章 常见病症的健康管理

第一节 发 热

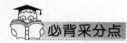

1. 正常人的体温在37℃（华氏98.6）左右，但各个部位的温度不尽相同。其中以**内脏**温度最高。

2. 皮肤和四肢末端的温度**最低**。

3. 体温在一日内也会发生一定的波动，如一般在清晨2~6时体温最低，7~9时逐渐上升，下午**4~7时**最高，继而下降，昼夜温差不会超过1℃。

4. 体温在性别、年龄方面也略有不同，如女性略**高于男性**。

5. 当直肠温度超过37.6℃、口腔温度超过**37.3℃**、腋下温度超过37.0℃，昼夜间波动超过1℃时即为发热。

6. 按体温状况，发热分为：低热：**37.4~38℃**；中等度热：38.1~39℃；高热：39.1~41℃；超高热：

41℃以上。

7. 药物过敏也可能引起发热,一般则称为"**药物热**",抗感染药物最常见。

8. 常用于退热的有**对乙酰氨基酚和布洛芬**。

9. 阿司匹林避免用于儿童退热,可能引起**Reye's综合征**。

10. 解热镇痛药用于退热一般不超过**3天**。

11. 对乙酰氨基酚正常剂量下较为安全有效,是**首选**的退热药。

12. 在应用解热镇痛药时,应严格掌握用量,老年人、低体重和肝、肾功能不全的患者应适当减少剂量,并注意给药时间间隔(**至少为4~6小时**),同时注意多饮水和果汁,补充能量、蛋白质和电解质;对高热者可用温水擦拭四肢、胸背、头颈部以帮助退热。

13. 为避免药物对胃肠道的刺激,布洛芬等非选择性非甾体抗炎药宜在**餐后服药**(肠溶制剂则宜空腹或餐后2小时服用),不宜空腹服药。

14. 在妊娠**早期和晚期**禁用布洛芬。

15. 以下情况**禁用布洛芬**:服用阿司匹林或其他非甾体抗炎药后诱发哮喘、荨麻疹或过敏反应的患者,有活动性消化道溃疡或出血的患者。

常见病症的健康管理 第五章

历年考题

【A型题】1. 儿童退热的用药选择和单次用量,正确的是(　　)

A. 对乙酰氨基酚 25~50mg/kg

B. 对乙酰氨基酚 10~15mg/kg

C. 阿司匹林 30~60mg/kg

D. 布洛芬 40~60g（12岁以上儿童）

E. 布洛芬 20~30mg/kg（1~12岁儿童）

【考点提示】B。①对乙酰氨基酚：儿童按体重1次10~15mg/kg，每隔4~6小时重复用药1次，每24小时不多于5次。②阿司匹林：儿童1日30~60mg/kg，分4~6次服用，或1次5~10mg/kg。③布洛芬：成人及12岁以上儿童用于退热、镇痛，1次0.2~0.4g；用于抗炎，1次0.2~0.6g；1日3~4次，1日安全剂量按非处方药不超过1.2g，处方药不超过2.4g（包括复方制剂、栓剂等）。1~12岁儿童，每次5~10mg/kg，每6小时1次。

【B型题】（2~3题共用备选答案）

A. 200~400mg　　B. 500~1000mg

C. 300~600mg　　D. 10~15mg

E. 100~150mg

2. 患儿，14岁，体重50kg，体温38.7℃，使用布

89

洛芬退热，单次给药剂量是( )

3. 患儿1岁，体重10kg，体温39℃，使用对乙酰氨基酚退热，单次给药剂量是( )

【考点提示】A、E。布洛芬和对乙酰氨基酚用量见第1题解析。

【X型题】4. 12岁以下儿童，如患有感冒发烧，可选用的药物有( )

A. 对乙酰氨基酚　　　B. 布洛芬
C. 尼美舒利　　　　　D. 塞来昔布
E. 氯丙嗪

【考点提示】AB。对乙酰氨基酚对中枢神经系统前列腺素合成的抑制作用比对外周前列腺素合成的抑制作用强，解热作用强，镇痛作用较弱，但作用缓和而持久，对胃肠道刺激小，正常剂量下较为安全有效，大剂量对肝脏有损害，可作为退热药的首选，尤其适宜老年人和儿童服用。布洛芬具有解热镇痛抗炎作用，其镇痛作用较强，比阿司匹林强16～32倍；抗炎作用较弱，退热作用与阿司匹林相似但较持久。对胃肠道的不良反应较轻，易于耐受，为此类药物中对胃肠刺激性最低的。

第二节 疼 痛

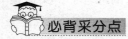

1. 世界卫生组织将疼痛确定为"<u>第五大生命体征</u>"。

2. 按疼痛程度,疼痛可分为**轻微疼痛、中度疼痛、重度疼痛**。

3. 根据头痛发生病因,将头痛分为三大类:**原发性头痛**、继发性头痛、颅神经痛、中枢性和原发性面痛以及其他颜面部结构病变所致头痛。

4. 三叉神经痛,年龄以**40~50**岁为多。患者出现一侧颜面部骤然发作性闪痛。自述似烧灼样疼痛,难以忍受。

5. 坐骨神经痛是一种常见病。最常见的是<u>腰椎间盘突出症</u>。

6. 肋间神经痛,可由肋骨骨折、胸椎转移性癌、**带状疱疹**等引起。

7. 牙痛是口腔疾病中**最常见、最主要**的症状,其表现为牙龈红肿、遇冷热刺激痛、面颊部肿胀等。

8. **腹痛病因**极为复杂,包括炎症、肿瘤、出血、梗阻、穿孔、创伤及功能障碍等。

9. **急性腹痛**是常见的临床症状之一。

10. 颈肩痛是由颈椎骨、关节、韧带、肌肉、筋膜及肩关节软组织病变或内脏疾病引起的综合征,又称颈臂痛。表现为**局部疼痛**。

11. 腰椎骨质增生者疼痛症状为:劳累后、休息后或在早晨起床时,腰腿疼痛严重,而**适当的活动**可缓解其症状。

12. 腰椎管狭窄者疼痛症状多表现为患者出现**间歇性跛行**。

13. 腰椎间盘突出症者疼痛症状多为放射性,其常在咳嗽或排便时明显加剧,疼痛常伴有**麻木感**。

14. 常见的关节痛,凡风湿性的多呈游走性,有的有轻度红肿;如果治疗不及时,常常侵犯心脏,后期发展成**风湿性心脏病**。

15. **药物治疗**是疼痛治疗最基本、最常用的方法,疼痛主要是对症治疗。

16. 临床常用的镇痛药物有**对乙酰氨基酚、布洛芬、双氯芬酸钠**等。

17. 非甾体抗炎药用于缓解各种**软组织风湿性疼痛的急性发作期**,如肩痛、腱鞘炎、滑囊炎、肌痛等,急性的轻至中度疼痛如手术后、创伤后、劳损后及运动后损伤性疼痛,牙痛,头痛等。

18. 双氯芬酸钠缓释片:口服。成人:推荐剂量为**每日1次,每次75mg**;最大剂量为150mg,分2次服用或遵医嘱。对轻度疼痛及长期治疗患者,每日服用75mg。对夜间及清晨疼痛症状较重的患者,应在傍晚服用75mg。

19. 塞来昔布胶囊治疗急性疼痛推荐剂量为第一天**首剂400mg**,必要时可再服200mg。

20. 双氯芬酸钠二乙胺乳胶剂用于缓解**肌肉、软组织和关节**的轻至中度疼痛。

21. 由于平滑肌痉挛引起的腹痛可用**氢溴酸山莨菪碱**,可明显缓解胃肠绞痛、胆道痉挛。

22. 对**发作性紧张性头痛**,可选阿司匹林、对乙酰氨基酚、罗通定、双氯芬酸、麦角胺咖啡因及5-羟色胺受体1B/1D激动剂如佐米曲普坦。

23. 三叉神经痛首选**卡马西平**、加巴喷丁,如无效可继服苯妥英钠、巴氯芬、阿米替林等药物。

24. 解热镇痛药用于镇痛一般不超过**5天**。

25. 解热镇痛药物治疗以**外用、口服**给药为主,尽量使用最低有效剂量。

26. 外用解热镇痛药禁用于**破损皮肤或感染性创口**。

27. 对阿司匹林有严重过敏的患者应禁用布洛芬等

药学综合知识与技能

非甾体抗炎药的各种制剂，包括外用制剂，可选择对**乙酰氨基酚**。

历年考题

【A 型题】1. 患者因关节疼痛就诊，诊断为骨性关节炎，有磺胺类药物过敏史，该患者禁用的止痛药是（ ）

　　A. 萘普生　　　　　　B. 布洛芬
　　C. 对乙酰氨基酚　　　D. 塞来昔布
　　E. 美洛昔康德

【考点提示】D。塞来昔布胶囊属于磺胺类药物，可用于治疗急性疼痛和骨性关节炎，可缓解骨性关节炎的症状和体征。

【B 型题】（2~4 题共用备选答案）

　　A. 山莨菪碱　　　　　B. 布洛芬
　　C. 麦角胺咖啡因　　　D. 卡马西平
　　E. 吗啡

2. 患者，女，47 岁，出现一侧颜面部骤然发作性闪痛，诊断为三叉神经痛，应选用的药物是（ ）

3. 患者，女，25 岁，痛经，应选用的药物是（ ）

4. 患者，男，38 岁，因腹部受寒胃痉挛疼痛，应选用的药物是（ ）

常见病症的健康管理 第五章

【考点提示】D、B、A。三叉神经痛:首选卡马西平,如无效可继服苯妥英钠或氯硝西泮等药物。痛经非处方药:①对乙酰氨基酚、布洛芬、阿司匹林:对乙酰氨基酚首选(发热、头痛、痛经的首选药);②氢溴酸山莨菪碱、颠茄浸膏片:缓解子宫平滑肌痉挛而止痛;③谷维素:对伴有精神紧张者适宜。氢溴酸山莨菪碱、颠茄浸膏片——痉挛性疼痛。

【X型题】5. 重复服用阿司匹林可能导致的后果有( )

A. 出血 B. 胃溃疡
C. 胃疼 D. 体温降低
E. 血尿酸升高

【考点提示】ABCE。阿司匹林、对乙酰氨基酚、布洛芬均通过对环氧酶的抑制而减少前列腺素的合成,由此减轻组织充血、肿胀,降低神经痛觉的敏感性,具有中等程度的镇痛作用,对慢性钝痛如牙痛、头痛、神经痛、肌肉痛、关节痛等有较好的镇痛效果,而对创伤性剧痛和内脏平滑肌痉挛引起的绞痛几乎无效。但由于仅对疼痛的症状有缓解作用,不能解除疼痛的致病原因,也不能防止疾病的发展和预防并发症的发生,故不宜长期服用。另有消化道溃疡病史、支气管哮喘、心功能不全、高血压、血友病或其他出血性疾病、有骨髓功能减退病史的患者慎用。

第三节 痛 经

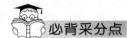

1. 原发性痛经是指经妇科临床检查未发现盆腔器质性病变,即正常盆腔解剖和生理环境下的痛经,占**90%以上**。

2. 原发性痛经最重要的机制是月经时**前列腺素(PG)和白三烯**含量增高,引发炎症反应。

3. 继发性痛经:疼痛通常在月经**前1周**发生,一旦开始出血,疼痛可能会恶化,一般持续整个月经周期。

4. 继发性痛经需进行**妇科检查**,必要时可行超声、宫腔镜和腹腔镜检查以鉴别诊断。

5. 原发性痛经的高峰发生在**17~25岁**的女性,在生育后往往好转。

6. 继发性痛经在**30岁以上**的女性中最为常见。

7. 当**热敷与布洛芬**相结合时,缓解疼痛的时间显著缩短。

8. **非甾体抗炎药**是首选止痛药,该类药物有效率可达80%,常用的药物有布洛芬、萘普生、酮洛芬、双氯

常见病症的健康管理 第五章

芬酸、甲芬那酸等。

历年考题

【A 型题】患者,女,14 岁,诊断为原发性痛经。该患者宜优先采用的治疗方案是(　　)

A. 服用非甾体抗炎药

B. 性激素周期疗法

C. 扩张宫颈,以利经血流出

D. 雄激素周期疗法

E. 服用弱阿片类药物

【考点提示】A。治疗痛经首选非甾体抗炎药,该类药物有效率可达 80%,超过 70% 的病例可以很好地缓解症状。月经来潮即开始服用药物效果佳,连服 2~3 日。常用的药物有布洛芬、萘普生、酮洛芬、双氯芬酸、甲芬那酸等。

第四节 咳 嗽

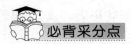
必背采分点

1. 咳嗽是一种**有益的动作**,有时亦见于健康人体。

2. 咳嗽通常**按病程时间**分为 3 类：急性咳嗽、亚急性咳嗽和慢性咳嗽。

3. 急性咳嗽的病程时间 < 3 周，亚急性咳嗽 3 ~ 8 周，慢性咳嗽**>8 周**。

4. **普通感冒**是急性咳嗽最常见的病因。

5. 亚急性咳嗽最常见原因是**感冒后咳嗽**（又称感染后咳嗽）、细菌性鼻窦炎、咳嗽变异型哮喘等。

6. 咳嗽伴咳痰又称为**湿性咳嗽**，常见于慢性支气管炎、支气管扩张症、肺炎、肺脓肿和空洞型肺结核等。

7. **百日咳**多发生于儿童，为阵发性剧烈痉挛性咳嗽，当痉挛性咳嗽终止时伴有鸡鸣样吸气回声，病程长达 2 ~ 3 个月。

8. 支气管病变所伴随咳嗽，痰液多为白色、黄色或淡黄色；支气管扩张症常有慢性咳嗽，伴大量**脓痰**及反复咳血。

9. 肺结核伴有**黄绿色痰液**。

10. 肺炎咳**铁锈色痰**。

11. 常用的外周性镇咳药有**苯丙哌林**，中枢性镇咳药有右美沙芬、喷托维林。

12. 可待因适用于伴**有胸痛的干咳**患者。成人，1 次 15 ~ 30mg，1 日 1 ~ 3 次。12 岁以下儿童禁用。

13. 过敏性鼻炎或鼻窦炎引起的鼻后滴漏综合征所

致咳嗽，应用**缩血管剂或皮质激素**滴鼻往往有效。

14. **右美沙芬**可引起嗜睡，对驾车、高空作业或操作机器者宜慎用。

第五节　普通感冒

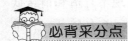

1. **普通感冒**（简称感冒）是最常见的急性上呼吸道感染性疾病。

2. 普通感冒大部分由病毒引起，**鼻病毒**是最常见的病原体，其他病毒包括副流感病毒、呼吸道合胞病毒等。

3. 感冒常在**季节交替和冬、春**季节发病，起病较急。

4. 由于普通感冒目前尚无特效的抗病毒药物，故以**对症治疗、缓解症状**为主，同时注意休息、适当补充水分、保持室内空气流通，避免继发细菌感染。

5. 感冒患者使用药物治疗时应首选**口服**药物，避免无根据的盲目静脉补液。

6. 治疗成人感冒症状的有效药物仅限于非处方解热镇痛药、含或不含抗组胺药的减轻鼻充血药和**锌制剂**。

7. 在症状出现后24小时内开始每天服用至少75mg

醋酸锌或葡萄糖酸锌含片，可以更快地缓解咳嗽和流涕。

8. 治疗儿童感冒症状有效的药物包括解热镇痛药、**鼻腔盐水冲洗**、蜂蜜以及含樟脑、薄荷脑和桉树油的软膏。

9. 出生后≥2月龄、肛温≥39.0℃（口温≥38.5℃，腋温≥38.2℃）或因发热出现不舒适和情绪低落的儿童，推荐口服**对乙酰氨基酚**；≥6月龄儿童，推荐使用对乙酰氨基酚或布洛芬。

10. 2岁及2岁以上儿童睡前可在胸部和颈部涂抹含樟脑、薄荷脑和桉树油的软膏，可以**缓解鼻塞**，降低夜间咳嗽的频率和严重程度。

历年考题

【A型题】1. 可使高血压患者血压升高的药物是（　　）

　　A. 速感宁胶囊　　　　B. 银翘解毒片
　　C. 复方酚咖伪麻胶囊　D. 抗感宁胶囊
　　E. 复方田七胃痛胶囊

【考点提示】C。复方酚咖伪麻胶囊含有伪麻黄碱，是拟肾上腺素药物，有收缩血管使血压升高的作用。

【A型题】2. 患儿，男，4岁，因感冒出现鼻塞，

可选用的治疗方案是（　　）

    A. 口服氯苯那敏片

    B. 口服头孢呋辛酯片

    C. 生理盐水冲洗鼻腔

    D. 口服伪麻黄碱缓释片

    E. 口服对乙酰氨基酚片

【考点提示】C。治疗儿童感冒症状有效的药物包括解热镇痛药、鼻腔盐水冲洗、蜂蜜以及含樟脑、薄荷脑和桉树油的软膏。布洛芬和对乙酰氨基酚可减轻发热所致的不适。出生后≥2月龄、肛温≥39.0℃（口温≥38.5℃，腋温≥38.2℃）或因发热出现不舒适和情绪低落的儿童，推荐口服对乙酰氨基酚；≥6月龄儿童，推荐使用对乙酰氨基酚或布洛芬。不推荐对乙酰氨基酚联合布洛芬用于儿童退热，也不推荐对乙酰氨基酚与布洛芬交替用于儿童退热。阿司匹林及其衍生物不推荐作为退热药在儿童中使用。每天使用6次生理盐水冲洗鼻腔的儿童，鼻分泌物增多和鼻塞症状的缓解速度更快。2岁及2岁以上儿童睡前可在胸部和颈部涂抹含樟脑、薄荷脑和桉树油的软膏，可以缓解鼻塞，降低夜间咳嗽的频率和严重程度。睡前服用蜂蜜也可以减少咳嗽的频率和严重程度。12个月以下婴儿不应服用蜂蜜，因为有肉毒杆菌中毒的风险。

【B型题】（3～4题共用备选答案）

A. 氨溴索　　　　　　B. 对乙酰氨基酚
C. 右美沙芬　　　　　D. 喷托维林
E. 伪麻黄碱

3. 可引起嗜睡，司机、高空作业或操作机器者慎用的药物是（　　）

4. 患者，男，49岁，平素体健，因感冒服药后出现血压升高，可能引起此反应的药物是（　　）

【考点提示】C、E。右美沙芬是目前临床上使用最广的镇咳药，属于非依赖性中枢镇咳药，镇咳作用与可待因相似，但无镇痛作用，治疗剂量对呼吸中枢无抑制作用，亦无成瘾性。右美沙芬可引起嗜睡，对驾车、高空作业或操作机器者宜慎用。伪麻黄碱，可致血压升高、心动过速。

第六节　流行性感冒

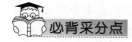

必背采分点

1. 流感病毒属于正黏病毒科，为**RNA 病毒**。

2. **流感患者和隐性感染者**是流感的主要传染源，从潜伏期末到急性期都有传染性。

3. 流感主要通过打喷嚏和咳嗽等**飞沫传播**,经口腔、鼻腔、眼睛等黏膜直接或间接接触感染。

4. 流感潜伏期一般为**1~7天**,多为2~4天。

5. **肺炎**是流感最常见的并发症。

6. 流感儿童忌用**阿司匹林**或含阿司匹林药物以及其他水杨酸制剂。

7. 我国目前上市的抗流感病毒药物有**神经氨酸酶抑制剂(奥司他韦)、血凝素抑制剂(阿比多尔)和 M_2 离子通道阻滞剂(金刚烷胺和金刚乙胺)**三类。

8. 阿比多尔可用于成人**甲型、乙型**流感的治疗。用量为每次 200mg,每日 3 次,疗程 5 天。

9. **流感疫苗**是预防流感最有效的手段。

10. 三价疫苗有裂解疫苗和亚单位疫苗,可用于**≥6月龄**人群接种。

11. "0.25mL"剂型适用于**6~35月龄**婴幼儿;"0.5mL"剂型适用于≥36月龄人群。

12. 四价疫苗为裂解疫苗,可用于**≥36月龄**人群接种,只有"0.5mL"一种剂型。

13. 为保证受种者在流感高发季节前获得免疫保护,最好在**10月底前**完成免疫接种。

药学综合知识与技能

历年考题

【B型题】（1～3题共用备选答案）

A. 酚麻美敏片　　　　　B. 萘甲唑啉滴鼻液
C. 氯苯那敏片　　　　　D. 对乙酰氨基酚片
E. 奥司他韦胶囊

1. 患者，女，35岁，因感冒所致流涕、咳嗽、发热等症状到药店购药，药师应推荐的药品是（　　）

2. 患者，女，30岁，因感冒所致发热（体温38.5℃）并伴有头痛、全身酸痛到药店购药，药师应推荐的药品是（　　）

3. 患者，男，40岁，因感冒所致鼻塞到药店购药，药师应推荐的药品是（　　）

【考点提示】A、D、B。①感冒后有微热或流感后出现高热，并伴有明显的头痛、全身酸痛等，可选用对乙酰氨基酚、阿司匹林、布洛芬。②感冒致鼻塞——含伪麻黄碱的制剂，可以收缩鼻黏膜。局部选用1%麻黄素、萘甲唑啉滴鼻剂、羟甲唑啉滴鼻剂、赛洛唑啉滴鼻剂等。③感冒所致打喷嚏、流鼻涕——含抗过敏成分制剂（含"扑""敏"）。④感冒所致的咳嗽——含右美沙芬的制剂（含"美""沙"）。

第七节　急性咽炎和扁桃体炎

必背采分点

1. 大部分急性咽炎由**病毒感染**所致，常见的有鼻病毒、冠状病毒、腺病毒、单纯疱疹病毒、副流感病毒、肠病毒、EB病毒、巨细胞病毒、流感病毒。

2. 70%~95%急性扁桃体炎由**病毒感染**所致。

3. 儿童扁桃体炎常见病毒主要是腺病毒、甲型和乙型流感病毒、副流感病毒、EB病毒和肠病毒（包括柯萨奇病毒），**鼻病毒或呼吸道合胞病毒较少见**。在成人中，高达50%的轻度扁桃体炎由鼻病毒或冠状病毒引起；腺病毒也可能引起相关的扁桃体炎，甚至有脓性渗出物。

4. 由呼吸道病毒（如鼻病毒或冠状病毒）引起的急性咽炎通常不严重，常与一系列的**卡他症状**有关。

5. 可采用改良 **Centor 评分**判断急性链球菌感染的可能性。

6. 对于咽喉痛的患者可使用**非甾体抗炎药**，如布洛芬、双氯芬酸钠等。

7. A组β溶血性链球菌是最常见的细菌性病原体，

青霉素是首选的抗菌药物。

8. 抗菌治疗可选用口服**青霉素 V 钾或阿莫西林**，疗程 10 天；或苄星青霉素单次肌内注射。

9. 复发性扁桃体炎可考虑进行**外科手术**，包括扁桃体切除术或扁桃体切开引流术。

第八节　过敏性鼻炎

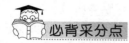

必背采分点

1. 过敏性鼻炎即变应性鼻炎，以突发和反复发作性**鼻塞、鼻痒、打喷嚏、流清水样鼻涕**为主要症状，常有过敏史。

2. 季节性过敏性鼻炎发作呈季节性，常见致敏原为**花粉、真菌**等季节性吸入物变应原。

3. 常年性过敏性鼻炎发作呈常年性，多见致敏原为**尘螨、蟑螂、动物皮屑**等室内常年性吸入物变应原，以及某些职业性变应原。

4. 间歇性过敏性鼻炎发作**<4 天/周**，或持续时间<连续 4 周。

5. 持续性过敏性鼻炎发作**≥4 天/周**，且持续时间≥连续 4 周。

6. 过敏性鼻炎的治疗原则包括环境控制、药物治疗、免疫治疗和健康教育,即为"**防治结合,四位一体**"。

7. **环境控制**主要是指避免接触变应原和各种刺激物,这是本病防治策略中的重要组成部分,但通常很难达到这一目标。

8. **鼻用糖皮质激素**是过敏性鼻炎的一线治疗药物,是目前治疗过敏性鼻炎最有效的药物。

9. 口服糖皮质激素是过敏性鼻炎的二线治疗药物。剂量按患者**体重计算**(0.5~1.0mg/kg),早晨顿服,疗程5~7天。

10. **第二代口服抗组胺药**为过敏性鼻炎的一线治疗药物。一般每天只需用药1次,疗程不少于2周。

11. 鼻用抗组胺药是过敏性鼻炎的一线治疗药物,其疗效相当于或优于第二代口服抗组胺药,特别是对**鼻塞**症状的缓解。一般每天用药2次,疗程不少于2周。

12. 白三烯受体阻断剂是过敏性鼻炎的一线治疗药物,其对鼻塞症状的改善作用优于第二代口服抗组胺药,而且能有效**缓解打喷嚏和流鼻涕**症状。

13. 临床白三烯受体阻断剂可用于过敏性鼻炎伴或不伴哮喘的治疗,每天用药1次,晚上睡前口服,疗程4周以上;儿童患者应注意不同年龄段的用量和用法,以**孟鲁司特**为例，2～5岁用4mg（颗粒剂或咀嚼片），6～14岁用5mg（咀嚼片）。

14. 目前常用的**鼻用减充血剂**有0.05%羟甲唑啉和0.05%赛洛唑啉鼻喷剂，可快速缓解鼻塞，但对过敏性鼻炎的其他鼻部症状无明显改善作用。

15. 使用**生理盐水或2%高渗盐水**进行鼻腔冲洗，可清除鼻内刺激物、变应原和炎性分泌物等，减轻鼻黏膜水肿，改善纤毛-黏液屏障的防御与清除功能。

历年考题

【A型题】1. 用于缓解鼻塞的α-受体激动剂禁用的人群是（　　）

　A. 糖尿病患者　　　　B. 血脂异常患者
　C. 慢性阻塞性肺病患者　D. 肾衰竭患者
　E. 高血压患者

【考点提示】E。肾上腺素受体激动剂可引起一过性的轻微烧灼感、针刺感、鼻黏膜干燥及头痛、头晕、心率加快等反应。对儿童及高血压、前列腺增生症、癫痫、闭角型青光眼、幽门梗阻、膀胱颈梗阻、鼻腔干燥和萎缩性鼻炎、甲状腺功能亢进症患者，以及妊娠、哺乳期妇女禁用；对糖尿病、冠心病患者慎用。

【A型题】2. 患者，男，21岁，因过敏性鼻炎就

诊。关于过敏性鼻炎药物治疗及用药的说法,错误的是(　　)

A. 过敏性鼻炎患者应尽量避免接触已知的过敏原
B. 治疗过敏性鼻炎使用口服糖皮质激素,首选地塞米松
C. 过敏性鼻炎的典型症状和感冒症状相似,应注意鉴别
D. 治疗过敏性鼻炎可局部使用糖皮质激素鼻喷剂
E. 季节性过敏性鼻炎患者应提前2~3周用药,季节过后继续用药2周

【考点提示】B。鼻用糖皮质激素是过敏性鼻炎的一线治疗药物。其对过敏性鼻炎患者的所有鼻部症状(包括打喷嚏、流鼻涕、鼻痒和鼻塞)均有显著改善作用,是目前治疗过敏性鼻炎最有效的药物。

【B型题】(3~5题共用备选答案)

A. 异丙托溴铵气雾剂　　B. 孟鲁司特钠咀嚼片
C. 茶碱片　　D. 沙丁胺醇气雾剂
E. 布地奈德粉吸入剂

3. 适用于阿司匹林哮喘伴过敏性鼻炎的预防和维持治疗的药物是(　　)

4. 与环丙沙星有相互作用，合并使用时应做血药浓度检测的药物是(　　)

5. 起效较慢，应告知患者使用后漱口的药物是(　　)

【考点提示】B、C、E。①白三烯受体拮抗剂如孟鲁司特，能特异性抑制半胱氨酰白三烯受体，阻断白三烯引起的鼻部炎症。②联合应用茶碱等磷酸二酯酶抑制剂时，建议进行血药浓度监测。③使用吸入性糖皮质激素的患者，提示患者吸入药物后应漱口，并将漱口水吐出。

第九节　口腔溃疡

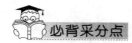
必背采分点

1. 口腔溃疡又称复发性口疮，是慢性的口腔黏膜小溃疡，**深浅、大小不等，为圆形或椭圆形损害**。

2. 口腔溃疡有自愈性，病程 **7~10 天**；而严重者此起彼伏、连绵不断，病程可达 10~30 天。

3. 口腔溃疡的治疗以**局部用药**为主，包括氯己定含漱液、甲硝唑含漱液、西地碘含片、溶菌酶含片、甲硝唑口腔粘贴片、地塞米松粘贴片等。

4. 0.5% 甲硝唑含漱液与氯己定含漱液于**早、晚刷牙后含漱**，1 次 15~20mL，1 日 2~3 次，连续 5~10 天为一疗程。

5. 西地碘含片：含服，**1次1.5~3mg**，1日3~5次。

6. 地塞米松粘贴片：外用贴敷于溃疡处，每处1片，1日总量不得超过**3片**，连续使用不得超过1周。

7. 长期使用氯己定含漱液可使**牙齿着色、舌苔变黑、味觉失调**，建议刷牙后含漱可减轻牙齿着色，停药后牙齿着色会逐渐消退。

历年考题

【A型题】1. 关于口腔溃疡药物治疗的说法，错误的是（　　）

A. 氯己定含漱液，每次15~20mL，1日2~3次，含漱

B. 复方甘菊利多卡因凝胶局部涂敷，1日3次，稍加按摩

C. 西地碘含片，1次6mg，1日4次，含服

D. 补充复合维生素B和维生素C有利于促进溃疡面愈合

E. 进食前用0.5%~1%达克罗宁液涂于溃疡面上

【考点提示】C。西地碘含片可直接卤化细菌体蛋白，杀菌力强，对细菌繁殖体、芽孢和真菌也有较强的

杀菌作用；含服，1次1.5~3mg，1日3~5次。

【B型题】（2~4题共用备选答案）

A. 冰硼咽喉散 B. 甲硝唑口腔粘贴片
C. 地塞米松粘贴片 D. 西地碘含片
E. 达克罗宁液

2. 治疗口腔溃疡时，贴敷于溃疡处，每处1片，1日不得超过3片的药物是（　　）

3. 治疗口腔溃疡时，涂于溃疡面上，连续两次，用于进食前暂时止痛的药物是（　　）

4. 治疗口腔溃疡时，取少量吹敷于患处，1日用2~3次的药物是（　　）

【考点提示】C、E、A。冰硼咽喉散、西瓜霜粉、珠黄吹喉散是中医传统治疗口腔溃疡的主要用药。应用时取少量，吹敷于患处，1日3次。甲硝唑口腔粘贴片黏附于黏膜患处，1次1片，1日3次；饭后用，临睡前可加用1片。地塞米松粘贴片具有很强的抗炎作用，降低毛细血管的通透性，减少炎症的渗出，贴片用量较小而作用直接、持久，可促进溃疡愈合；外用贴敷于溃疡处，每处1片，1日总量不得超过3片，连续使用不得超过1周。西地碘含片可直接卤化细菌体蛋白，杀菌力强，对细菌繁殖体、芽孢和真菌也有较强的杀菌作用；含服，1次1.5~3mg，1日3~5次。0.5%~1%达克罗宁液,用于进食前临时止痛,用时涂于溃疡面上,持续 2 次。

第十节 消化不良

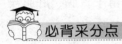

1. 消化不良根据病因分为**器质性消化不良和功能性消化不良(FD)**。

2. 消化不良在**老年人群**最高发。消化不良中约 2/3 为 FD。

3. FD 根据症状分为 2 型:①**上腹痛综合征**,以与进餐相关的上腹疼痛、烧灼感为主;②餐后不适综合征,正常进食量餐后上腹饱胀、早饱、嗳气、恶心等。

4. 上腹痛综合征选用抑酸剂。胆汁反流者可用**铝碳酸镁**。

5. 餐后不适综合征:根据病因选用促动力药,如伴有恶心或呕吐者可选用**甲氧氯普胺或多潘立酮**;亦可选择干酵母(酵母片)、乳酶生、复方乳酸菌胶囊、胰酶片(或多酶片)、胃蛋白酶、复方消化酶胶囊等助消化药。

6. **增进食欲**用药:维生素 B_1、维生素 B_6、干酵母片。

7. **促动力药**：多潘立酮和莫沙必利。

8. **消化酶制剂**：①复方阿嗪米特肠溶片（适用于胆汁分泌不足者）；②乳酶生、胃蛋白酶（适用于萎缩性胃炎或蛋白质进食过多者）；③胰酶肠溶胶囊、胰酶片、多酶片（适用于胰腺分泌功能不足或由于胃肠、肝胆疾病引起的消化酶不足者）。

9. **消胀气药**：二甲硅油制剂。

10. **抑酸药**：①H_2受体阻断剂（雷尼替丁和法莫替丁）；②质子泵抑制剂（奥美拉唑、埃索美拉唑、泮托拉唑、兰索拉唑和雷贝拉唑等）。

历年考题

【B型题】（1~3题共用备选答案）

A. 复方阿嗪米特肠溶片　　B. 奥美拉唑肠溶胶囊
C. 蒙脱石散　　　　　　　D. 干酵母片
E. 诺氟沙星胶囊

1. 患者，男，60岁，坏死性胰腺炎剖腹探查术术后2年，恢复良好。进食油炸食品后出现轻度腹泻。宜选用的药物是（　　）

2. 患者，女，45岁，常有上腹部饱胀、恶心、食欲不振等消化不良症状。宜选用的药物（　　）

3. 患者，男，28岁，外出进餐后出现腹泻，1日6次，水样便，无发热和腹痛症状。宜选用的药物是(　　)

【考点提示】 A、D、C。对胆汁分泌不足或消化酶缺乏消化不良：服用复方阿嗪米特肠溶片等，餐后服用。对食欲减退者：口服维生素 B_1、维生素 B_6、干酵母片（麦酒酵母菌的干燥菌体）。激惹性腹泻（化学刺激引起的腹泻）用蒙脱石散。

第十一节 便 秘

必背采分点

1. 便秘表现为<u>排便困难和（或）排便次数减少（便次 <3 次/周或比以前减少）、粪便干硬（干球状）、有便意但排不出来、排便不尽感</u>。

2. 慢性便秘的不良预后有痔疮、肛裂、直肠脱垂，<u>诱发脑卒中、急性冠脉</u>事件。

3. 慢性便秘在临床分为3型：①<u>慢传输型</u>，便次减少、粪便干硬和排便费力；肛门指诊表现为直肠空虚。②<u>出口梗阻型</u>（排便障碍型），粪便不干，排便费力、费时、排不尽感，需要手法助排；肛门指诊表现为直肠内粪便淤积。③**混合型**，同时有前述两型表现。

4. 缓泻药是一类能促进排便反射或使排便顺利的药物，按作用机制分为**容积性、渗透性、刺激性和润滑性**泻药。

5. 针对慢传输型便秘以**渗透性通便泻药**为主的复合用药，达到软化粪便目的。

6. 缓泻药不适用于**便次不少、粪便不干**的便秘。

7. **容积性泻药**如欧车前、膳食纤维、羟甲基纤维素等。

8. **渗透性泻药**包括不被吸收的糖类、盐类和聚乙二醇等。

9. **乳果糖**：成人起始剂量每日30mL，维持剂量每日10~25mL；7~14岁儿童起始剂量每日15mL，维持剂量每日10~15mL；1~6岁儿童起始剂量每日5~10mL，维持剂量每日5~10mL；婴儿起始剂量每日5mL，维持剂量每日5mL。早餐时一次性服用。

10. 聚乙二醇4000适用于**糖尿病患者和老年患者**。每天1~2袋，溶解于100~200mL水中。

11. **刺激性泻药**包括比沙可啶、酚酞、含蒽醌类药物、蓖麻油等。

12. **润滑性泻药**如多库酯、石蜡油、植物油、麻仁润肠丸等。

13. **促动力剂**如莫沙必利、伊托必利、曲美布汀、普芦卡必利等。

14. **甘油灌肠剂、温水灌肠、开塞露、甘油栓**等能够润滑并刺激肠壁，软化粪便而使其易于排出，此类药作用温和。

15. 硫酸镁宜在**清晨空腹**服用，并大量饮水，以加速导泻并防止脱水。

16. 发生粪嵌塞的儿童可服用**聚乙二醇 4000** 以软化、清除粪便。

17. 粪嵌塞是老年人的急症之一。①处理：立即给予**甘油灌肠剂** 1 支灌肠，随后可应用甘油灌肠剂 1 支 + 生理盐水 500mL 低压灌肠；②预防：建立规律性排空计划，包括手法刺激、使用甘油栓剂、口服缓泻药，如乳果糖 10mL bid + 灌肠 qw（1~2L 温盐水或低浓度温肥皂水，30 分钟保留灌肠）。

18. 长期服用含蒽醌类的中药类泻药会发生**结肠黑变病**，表现为结肠黏膜色素沉着，呈"蛇皮"或"豹斑"样改变。

历年考题

【A 型题】1. 便秘患者长期使用可引起结肠黑变病的药物是(　　)

A. 硫酸镁　　　　　　B. 聚乙二醇 4000
C. 乳果糖　　　　　　D. 番泻叶
E. 比沙可啶

【考点提示】D。长期服用番泻叶、芦荟、大黄等泻药会发生结肠黑变病，结肠镜下大肠黏膜色素沉着，呈蛇皮或豹斑样改变。

【A 型题】2. 治疗癌症疼痛患者因服用阿片类镇痛剂导致的便秘，宜选择的药物是（　　）

A. 比沙可啶　　　　　B. 乳果糖
C. 硫酸镁　　　　　　D. 东莨菪碱
E. 阿托品

【考点提示】B。癌痛患者使用阿片类镇痛药导致的便秘，若使用刺激性泻药比沙可啶，可能会造成腹痛、腹泻和大便失禁，不宜使用。而乳果糖为渗透性泻药，适用于因阿片类镇痛药导致的便秘。

【B 型题】（3～4 题共用备选答案）

A. 硫酸镁　　　　　　B. 比沙可啶
C. 双歧杆菌　　　　　D. 干酵母
E. 乳果糖

3. 有较强刺激性，服药时不可嚼碎的泻药是（　　）
4. 肝性脑病合并便秘患者首选的泻药是（　　）

【考点提示】B、E。比沙可啶有较强刺激性，应避免吸入或与眼睛、皮肤黏膜接触,在服药时不得嚼碎,服药前后2小时不要喝牛奶、口服抗酸剂或刺激性药;另对妊娠期妇女慎用;对急腹症者禁用。乳果糖适用于肝性脑病患者及长期卧床的老年患者,需长期规律应用,最好不要间断,以维持正常排便,预防粪便嵌塞。

第十二节 腹 泻

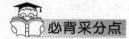

1. 根据病程将腹泻分为:**急性腹泻**,病程<2周;迁延性腹泻,病程为2周至2个月;慢性腹泻,病程>2个月。

2. 粪便呈稀薄水样且量多,为**分泌性腹泻**。

3. **脓血便或黏液便**可见于感染性腹泻、炎症性肠病等。

4. **暗红色果酱样便**见于阿米巴痢疾。

5. **血水或洗肉水样便**见于嗜盐细菌性食物中毒和急性出血性坏死性肠炎。

6. **黄水样便**见于沙门菌属或金黄色葡萄球菌性食物中毒。

7. **米泔水样便**见于霍乱或副霍乱。
8. **脂肪泻和白色陶土样便**见于胆道梗阻。
9. **黄绿色混有奶瓣便**见于婴幼儿消化不良。
10. **动力性腹泻**时多为水样便，伴有粪便的颗粒，下泻急促，同时腹部有肠鸣音，腹痛剧烈。
11. **口服补液盐（ORS）Ⅲ**比ORSⅡ渗透压低，是腹泻治疗的补液首选，可同时用于预防和纠正脱水。
12. 肠黏膜保护剂和吸附剂：**双八面体蒙脱石散**，可覆盖消化道，与黏膜蛋白结合后增强黏液屏障，防止胃酸、病毒、细菌、毒素对消化道黏膜的侵害，首剂可加倍。
13. **益生菌（微生态制剂）**包括双歧杆菌三联活菌制剂、地衣芽孢杆菌活菌制剂、复方嗜酸乳杆菌片、复方乳酸菌胶囊等。
14. 肠道动力抑制剂主要为**洛哌丁胺**。
15. 抗感染治疗：喹诺酮类药物**诺氟沙星、左氧氟沙星**为首选，复方磺胺甲噁唑为次选。
16. 对消化和吸收不良综合征以及因胰腺功能不全引起的消化不良性腹泻患者，应用**胰酶替代疗法**。
17. 对摄食蛋白质过多而致消化不良性腹泻者宜服**胃蛋白酶**。

常见病症的健康管理 第五章

历年考题

【C型题】(1~4题共用题干)

患儿,女,4岁半,身高110cm,体重15kg,一天前开始发热(39.1℃),咽稍痛,无咳嗽,无吐泻,家长在家选用退烧药对症治疗。发热20小时左右出现腹泻,2~3小时一次大便,量少,黄色黏液便,呕吐1次。体格检查,T 38.8℃,P 118次/分,R 28次/分,咽微充血。出现轻微脱水症状。双肺呼吸音清,腹平软,肝脾未触及,肠鸣音活跃。实验室检查:WBC 18.5×10^9/L,粪便镜检可见红、白细胞。

1. 该患者的临床表现及实验室检查结果常见于( )
   A. 动力性腹泻   B. 消化不良性腹泻
   C. 感染性腹泻   D. 分泌性腹泻
   E. 出血坏死性腹泻

【考点提示】C。脓血便或黏液便可见于感染性腹泻、炎症性肠病等。

2. 该患者腹泻治疗过程中不应选择的药物是( )
   A. 小檗碱   B. 洛哌丁胺
   C. 药用炭   D. 鞣酸蛋白
   E. 口服补液盐

【考点提示】B。感染性腹泻:对痢疾、大肠杆菌感染的轻度急性腹泻应首选小檗碱(黄连素);或口服药用炭（感染性腹泻禁用）或鞣酸蛋白，前者吸附肠道内气体、细菌和毒素，后者可减轻炎症，保护肠道黏膜。

3. 关于该患儿腹泻用药注意事项的说法，错误的是（   ）

  A. 药用炭可吸附细菌和毒素，可与抗生素同时服用

  B. 腹泻可致电解质丢失，故须特别注意补充

  C. 小檗碱和鞣酸蛋白不宜同时服用

  D. 首选口服补液，必要时静脉补液

  E. 适时使用微生态制剂

【考点提示】 A。药用炭可影响儿童的营养吸收，3岁以下儿童如长期腹泻或腹胀者禁用；另外也不宜与维生素、抗生素、生物碱、乳酶生及各种消化酶同时服用，因能吸附上述药物，影响其疗效。严重腹泻时应禁食。

4. 关于该患儿腹泻家庭用药教育的说法，错误的是（   ）

  A. 每次腹泻后均要少量多次喂水，直至腹泻停止

  B. 若患儿腹泻加重，可口服自制补液盐进行补液

  C. 若症状不能改善，及时加用诺氟沙星

  D. 应少量、多次、清淡饮食

E. 若患儿出现粪便带血等症状，必须及时就医

【考点提示】C。诺氟沙星对未成年人骨骼形成有延缓作用，会影响发育，故禁止未成年人服用。

【X型题】5. 关于腹泻的药物治疗的说法，正确的有（　　）

A. 有严重腹痛的炎性或血性腹泻患者，应加用洛哌丁胺
B. 应当使用口服补液盐预防和纠正脱水
C. 急性腹泻患者，应常规应用抗感染药物
D. 应当使用蒙脱石散吸附毒素，并增强黏液屏障功能
E. 益生菌应避免与蒙脱石散同时服用

【考点提示】BDE。有严重腹痛的炎性或血性腹泻患者，应进行抗感染治疗。急性水样泻患者，排除霍乱后，多为病毒性（如轮状病毒、诺如病毒）或产肠毒素性细菌（如大肠埃希菌）感染，不应常规使用抗感染药物。

第十三节　肠道寄生虫病

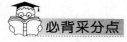

必背采分点

1. 蛔虫病是蛔虫寄生于人体**小肠**内的寄生虫病。

2. 人群对蛔虫普遍易感,感染的特点是农村高于城市,儿童高于成人,感染率较高的年龄段为**5~14岁**。

3. 自虫卵感染人体到雌虫开始产卵需**60~75天**。

4. 蛔虫成虫在人体的存活时间为**1年**左右。

5. **间歇性脐周疼痛或上腹部绞痛**是肠道蛔虫病的特点。

6. 儿童蛔虫病患者常有神经精神症状,如**惊厥、夜惊、磨牙**,偶尔可出现异嗜症等。

7. 阿苯达唑:广谱驱虫药,对蛔虫、晓虫、鞭虫、钩虫的成虫及幼虫均有较好疗效。12岁以上儿童和成人治疗蛔虫感染,以**单剂量0.4g顿服**;2~12岁儿童用量减半,单剂量0.2g。2岁以下儿童和孕妇忌用。

8. 甲苯咪唑:4岁以上儿童和成人治疗蛔虫感染,**1次0.2g顿服**;4岁以下儿童用量减半,1次0.1g。

9. **枸橼酸哌嗪**适用于肠道蛔虫病及蛔虫所致的不完全性肠梗阻和胆道蛔虫病绞痛的缓解期,也可用于驱除蛲虫。驱蛔虫:成人1次3~3.5g,儿童1日100~160mg/kg(每日剂量≤3g),睡前顿服,连服2日。

10. **空腹**服用抗寄生虫药可减少人体对药物的吸收,增加药物与虫体的直接接触,增强疗效。

历年考题

【B 型题】(1~2 题共用备选答案)

A. 双八面体蒙脱石　　B. 聚乙二醇 4000

C. 阿苯达唑　　　　　D. 莫沙必利

E. 多潘立酮

1. 治疗肠道蛔虫病可选用的药物是(　　)
2. 治疗急性腹泻可选用的药物是(　　)

【考点提示】C、A。双八面体蒙脱石散可用于因化学刺激引起的腹泻。聚乙二醇 4000 用于治疗便秘。阿苯达唑用于治疗肠道蛔虫病。莫沙必利、多潘立酮用于治疗便秘。

第十四节　痔　疮

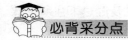

必背采分点

1. 痔疮的主要表现为**便血**，便血的性质可为无痛、间歇性便后鲜血，便时滴血或手纸上带血，便秘、饮酒或进食刺激性食物后加重。

2. 内痔分为 4 度：①Ⅰ度：排便时出血，便后出血可自行停止，痔不脱出肛门；②Ⅱ度：常有便血，排便时痔脱出肛门,排便后**自动还纳**;③Ⅲ度:痔脱出后需手法辅助还纳;④Ⅳ度:痔长期在肛门外,不能还纳。

3. **Ⅱ度以上**的内痔多形成混合痔。

4. **外痔**平时无特殊症状,发生血栓及炎症时可有肿胀、疼痛。

5. 治疗痔疮无论是内服药还是外用药,绝大多数都是以**中药材或植物药**提取物为主要成分组成的复方制剂,而西药则很少见。

6. 肛泰膏(栓)、马应龙麝香痔疮膏、复方片仔癀软膏、麝香痔疮栓、九华膏、太宁(复方角菜酸酯)膏(栓)、云南白药痔疮膏、普济痔疮栓等,**外用涂抹或经肛门置入**,1日1~2次。

7. 复方黄柏液用于痔疮破溃后**继发伤口感染**。

8. 金玄痔科熏洗散:每次一袋,加1000mL沸水冲化后,**趁热熏洗肛门,再坐浴**,每次30分钟,1日2次。

9. **痔康片**用于轻度内痔,属风热及湿热下注所导致的少量便血、肛门肿痛与下坠感。

10. **九味痔疮胶囊**用于湿热蕴结所导致的内痔少量出血,外痔肿痛。

11. 黄酮类药物**地奥司明**常用剂量:地奥司明0.45g,每日2片;用于治疗急性痔发作时,前4天每日6片,以后3天每日4片。服用方法:将每日剂量平均分2次于**午餐和晚餐时**服用。

12. **化痔灵片**适用于内痔、外痔。口服，1次4~6片，1日3次。

13. 局部注射常用的**硬化剂**有5%~10%苯酚甘油-水溶液、5%苯酚-植物油溶液、5%奎宁尿素-水溶液、5%~12%明矾-水溶液等。

14. 痔疮的治疗原则：以**非手术治疗**、**缓解症状**为主，无症状的痔不需治疗，有症状的痔无须根治；若保守治疗无效，痔脱出严重，较大纤维化内痔，局部注射等治疗效果不佳，以及合并肛裂、肛瘘等情况方考虑手术治疗。

第十五节　视疲劳

必背采分点

1. 视疲劳以患者主观症状为主，眼或全身因素与精神-心理因素相互交织。因此，它并**非独立的眼病**。

2. 视疲劳主要表现为用眼后出现：①**视觉障碍**；②眼部不适；③全身症状，易疲劳，头痛、头晕，记忆力减退，严重时甚至伴发恶心、呕吐并出现焦虑、烦躁以及其他神经官能症的表现。

3. 一般认为，症状局限在眼部为**轻度视疲劳**，而兼有全身症状则为重度视疲劳。

4. 视疲劳的治疗原则是首先对因治疗以**消除病因**，然后进行对症治疗。

5. **改善眼部调节功能**药物：七叶洋地黄双苷滴眼液。

6. **人工泪液**：玻璃酸钠滴眼液、羟甲基纤维素钠滴眼液、聚乙烯醇滴眼液等改善眼部干燥症状。

7. **改善睫状肌痉挛**药物：使用抗胆碱能滴眼液，如山莨菪碱滴眼液。

8. 非药物治疗：采取雾视法、**远眺法**、**眼保健操**并配合眼周穴位按摩等物理疗法。

历年考题

【B型题】（1~2题共用备选答案）

A. 硫酸锌滴眼液　　　　B. 聚乙烯醇滴眼液
C. 山莨菪碱滴眼液　　　D. 可的松滴眼液
E. 酞丁安滴眼液

1. 能改善眼部干燥症状，缓解视疲劳的药物是（　　）

2. 能减轻眼部平滑肌及血管痉挛，改善局部微循环，缓解视疲劳的药物是（　　）

【考点提示】B、C。人工泪液：玻璃酸钠滴眼液、羟甲基纤维素钠滴眼液、聚乙烯醇滴眼液等改善眼部干燥症状。使用抗胆碱能滴眼液，如山莨菪碱滴眼液能减轻眼部平滑肌及血管痉挛，改善局部微循环。

第十六节　干眼症

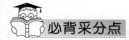

1. 干眼症也称为干燥性角膜结膜炎、干眼综合征以及泪液功能障碍综合征，是一种泪液及眼表的多因素疾病，可造成**眼部不适和视力损害**。

2. 干眼症分为两大类：泪腺破坏或功能障碍导致的**泪液生成减少（干燥综合征、泪腺阻塞）和泪液蒸发丢失增加**。

3. 干眼症常见的眼部主诉包括眼干、眼红、刺激感、**沙砾感**、烧灼感、异物感、多泪、畏光、视物模糊。

4. 干眼症临床体格检查相关内容包括：双眼对称性结膜充血；多泪，虽然与干眼相矛盾，但仍为干眼症的一项体征；睑缘炎，常可见发红或发炎的睑缘；眼睑内翻或外翻；瞬目频率降低；**视力损害**，分别测量每只眼的视力，同时评估增加瞬目频率或使用润滑性滴眼液后视力是否改善。

5. 目前干眼症的治疗在于**增加或补充泪液生成、减缓泪液蒸发**、减少泪液重吸收或减轻眼表炎症。

6. **人工泪液**是干眼症一线治疗。

7. 凝胶与软膏（尤其是软膏）可造成暂时性的视物模糊，所以最好在**睡前**使用。

历年考题

【B型题】（1~3题共用备选答案）

A. 色甘酸钠滴眼液
B. 七叶洋地黄双苷滴眼液
C. 玻璃酸钠滴眼液
D. 氧氟沙星滴眼液
E. 碘苷滴眼液

1. 过敏性结膜炎和春季卡他性结膜炎可选用（　　）
2. 干眼症可选用（　　）
3. 流行性结膜炎可选用（　　）

【考点提示】A、C、E。过敏性结膜炎、春季卡他性结膜炎主要是抗过敏，非处方药可选用可的松、氢化可的松、色甘酸钠滴眼剂或眼膏。流行性结膜炎主要是抗病毒，非处方药可选用酞丁安、阿昔洛韦滴眼液。对流行性出血结膜炎应用抗病毒药，可用0.1%羟苄唑、

0.1%利巴韦林滴眼液。使用人工泪液（玻璃酸钠滴眼液、羟甲基纤维素钠滴眼液、聚乙醇滴眼液等）改善眼部干燥症状。

第十七节 沙 眼

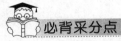

必背采分点

1. 沙眼是由病原性**沙眼衣原体**侵入结膜和角膜引起的慢性传染性眼病。

2. 沙眼急性期症状包括**畏光**、**流泪**、异物感，较多黏液或黏液脓性分泌物。

3. 沙眼主要应用**滴眼剂**治疗，严重者需要口服抗生素或外科治疗。

4. **磺胺醋酰钠滴眼液**：广谱抗菌药。滴眼，1次1~2滴，1日3~5次。

5. **硫酸锌滴眼液**：滴眼，1次1~2滴，1日3~4次。

6. **红霉素眼膏**适用于沙眼、结膜炎、角膜炎。应用0.5%眼膏剂涂敷于眼睑内，1日2~3次，最后一次在睡前使用。

7. **金霉素眼膏**：1日1~2次，涂于眼睑内，最后一次宜在睡前使用。

8. 对较重或治疗较晚的沙眼，结膜肥厚显著者可用**2%硝酸银**涂擦睑结膜和穹窿结膜，涂擦后用0.9%氯化钠溶液冲洗，1日1次。

9. 沙眼及眼部有感染者**切勿配戴隐形眼镜**，否则会导致严重后果。

历年考题

【A型题】1. 患者，女，30岁，妊娠7个月，既往有磺胺药过敏史。近日双眼沙眼症状加剧，发痒、分泌物多，有烧灼感。去年曾用酞丁安滴眼液治疗相似症状，疗效较好，今天到药店想再次购买该药。药师给予的用药建议是(　　)

  A. 酞丁安滴眼液　　B. 利巴韦林滴眼液
  C. 磺胺醋酰钠滴眼液　D. 硫酸锌滴眼液
  E. 醋酸可的松滴眼液

【考点提示】D。硫酸锌滴眼剂低浓度时呈收敛作用，锌离子能沉淀蛋白，可与眼球表面和坏死组织及分泌物中的蛋白质形成极薄的蛋白膜，起到保护作用；高浓度则有杀菌和凝固作用，有利于创面及溃疡的愈合。酞丁安滴眼剂对沙眼衣原体有强大的抑制作用，在沙眼包涵体尚未形成时，能阻止沙眼衣原体的繁殖和包涵体的形成，尤其对轻度沙眼疗效最好。

【B型题】（2~4题共用备选答案）

A. 硫酸锌　　　　　　　B. 磺胺醋酰钠
C. 酞丁安　　　　　　　D. 可的松
E. 酮康唑

2. 在治疗沙眼的非处方药中，具有阻止细菌合成叶酸作用的药品是（　　）

3. 在治疗沙眼的非处方药中，具有沉淀蛋白质和收敛作用的药品是（　　）

4. 在治疗沙眼的非处方药中，具有较强抑制沙眼衣原体作用的药品是（　　）

【考点提示】B、A、C。磺胺醋酰钠滴眼液在结构上为一种类似对氨基苯甲酸（PA-BA）的物质并与其竞争，抑制二氢叶酸合成酶，阻止细菌合成叶酸，使细菌缺乏叶酸的合成而死亡。硫酸锌滴眼液在低浓度时呈收敛作用，锌离子能沉淀蛋白，可与眼球表面和坏死组织及分泌物中的蛋白质形成极薄的蛋白膜，起到保护作用；高浓度则有杀菌和凝固作用，有利于创面及溃疡的愈合。酞丁安滴眼液为抗菌药，对沙眼衣原体有强大的抑制作用，在沙眼包涵体尚未形成时，能阻止沙眼衣原体的繁殖和包涵体的形成，尤其对轻度沙眼疗效最好。

第十八节 急性结膜炎

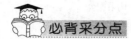

必背采分点

1. 急性结膜炎（俗称火眼或红眼病）是发生在结膜上的一种**急性传染性眼病**。

2. 急性结膜炎常见有**急性卡他性结膜炎**（肺炎链球菌、流感嗜血杆菌、葡萄球菌等）、过敏性结膜炎（过敏反应）、流行性结膜炎（腺病毒）及流行性出血性结膜炎（腺病毒70型）。

3. 急性结膜炎易在**春、夏或秋季**流行，传染性极强。

4. 急性卡他性结膜炎有大量的黏液性分泌物，**夜间**分泌较多，常在晨起时被分泌物糊住双眼。

5. 流行性结膜炎：流泪较多，伴有少量分泌物，分泌物最初为黏液性，后因黏液脓化而呈脓性，**耳前淋巴结肿大**。

6. 急性结膜炎治疗：白天宜用**滴眼液**，可反复多次应用；睡前则用眼膏。

7. 对由细菌感染引起的急性卡他性结膜炎可选用**四环素、金霉素、红霉素、利福平、杆菌肽眼膏、磺胺醋**

酰钠滴眼液，1次1~2滴，1日3~5次。

8. 对急性卡他性结膜炎未彻底治愈而转变为慢性结膜炎以及由细菌（卡他莫拉菌、大肠埃希菌、变形杆菌）感染所致的结膜炎治疗**以抗菌为主**，应用诺氟沙星、左氧氟沙星滴眼液与四环素眼膏。

9. 由环境（灰尘、风沙、倒睫、屈光不正）刺激所致的非细菌性结膜炎治疗以对症为主，应用**0.5%硫酸锌滴眼液**。

10. 对流行性结膜炎局部给予**抗病毒药**，可选用0.1%酞丁安、阿昔洛韦、0.1%碘苷滴眼液，1次1~2滴，每间隔2小时给予1次。

11. 对流行性出血性结膜炎应用**抗病毒药**，可选用0.1%羟苄唑、0.1%利巴韦林滴眼液。

12. 对过敏性结膜炎宜选用**醋酸可的松、醋酸氢化可的松或色甘酸钠**滴眼液和眼膏。滴眼，1次1~2滴，1日3~4次，用前摇匀；眼膏涂敷于眼睑内，每晚睡前1次，连续应用不得超过2周。

13. 铜绿假单胞菌性结膜炎病情较严重者，须及早治疗，常用**妥布霉素滴眼液/眼膏**。

14. 春季卡他性结膜炎可应用**2%色甘酸钠**滴眼液，1次1~2滴，1日4次；重症者可适当增加到1日6次。

药学综合知识与技能

15. 早期结膜炎可采用**热敷**的方法,以热毛巾或茶壶的热气熏蒸,1 次 10 分钟,1 日 3 次;对过敏性结膜炎宜用冷毛巾湿敷。

历年考题

【B 型题】(1~2 题共用备选答案)
　A. 酞丁安滴眼液
　B. 色甘酸钠滴眼液
　C. 氧氟沙星滴眼液
　D. 羟甲基纤维素钠滴眼液
　E. 毛果芸香碱滴眼液
1. 治疗过敏性结膜炎可选用的药物是(　　)
2. 缓解视疲劳可选用的药物是(　　)

【考点提示】B、D。对过敏性结膜炎宜选用醋酸可的松、醋酸氢化可的松或色甘酸钠滴眼液和眼膏,其不仅可抑制炎症过程的早期表现,还能降低毛细血管壁和毛细血管膜的通透性,减少炎性物质渗出。人工泪液:玻璃酸钠滴眼液、羟甲基纤维素钠滴眼液、聚乙烯醇滴眼液等改善眼部干燥症状,缓解视疲劳。

第十九节 痤 疮

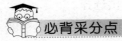

1. 痤疮是一种好发于青春期并主要累及面部毛囊皮脂腺单位的慢性炎症性皮肤病，俗称"粉刺"或"壮疙瘩"，通常是指寻常型痤疮，可发生在各个年龄段，多自**青春期**发病（因此常被称为"青春痘"），直到20多岁才缓慢停止，少数人可延迟至30多岁。

2. 遗传因素在痤疮（尤其是重度痤疮）发生中发挥重要作用；**雄激素**是导致皮脂腺增生和脂质大量分泌的主要诱发因素。

3. 痤疮最早的损害通常表现在**颜面部**，但是胸部、背部、上臂也可受累。

4. 非炎症性的损害称为**闭合性粉刺（"白头"）或开放性粉刺（"黑头"）**。

5. 依据皮损性质，将痤疮分为**3度（4级）**——轻度（Ⅰ级）：仅有粉刺；中度（Ⅱ级）：粉刺加炎性丘疹；中度（Ⅲ级）：出现脓疱；重度（Ⅳ级）：出现结节、囊肿。

6. **外用药物治疗**是痤疮的基础干预措施，轻度及轻至中度痤疮可以外用药物治疗为主,中至重度及重度痤疮在系统药物治疗的同时辅以外用药物治疗。

7. 目前有**外用维 A 酸类、抗生素类和过氧化苯甲酰**等多种药物联合的外用复方制剂可供选择。

8. **外用维 A 酸类**药物可作为轻度痤疮的单独一线用药,中度痤疮的联合用药以及痤疮维持治疗的首选。

9. 外用维 A 酸类常用药物包括第一代的全反式维 A 酸和异维 A 酸及第三代维 A 酸类药物**阿达帕林与他扎罗汀**。

10. **过氧化苯甲酰**可作为炎症性痤疮的首选外用抗菌药物。

11. 常用**外用抗生素**包括四环素类、红霉素、林可霉素及其衍生物克林霉素、氯霉素、氯洁霉素及夫西地酸等。

12. 不同浓度与剂型的**二硫化硒、硫黄和水杨酸**等药物具有抑制痤疮丙酸杆菌、抗炎或者轻微剥脱皮损的作用,临床上也可作为痤疮外用药物治疗的备选。

13. 系统抗菌药物首选**四环素类药物**如多西环素、米诺环素等。四环素类药物不能耐受或有禁忌证时,可考虑用大环内酯类如红霉素、罗红霉素、阿奇霉素等代替。复方磺胺甲噁唑也可酌情使用。

14. 目前系统用维 A 酸类药物包括口服**异维 A 酸和**

维胺酯。

15. 常用抗雄激素药物主要包括**雌激素、孕激素、螺内酯**等。

16. 针对暴发性痤疮、聚合性痤疮及较重炎症反应的重度痤疮，选择**泼尼松** 20~30mg/d 或等效剂量地塞米松治疗，疗程不超过 4 周，并联合口服异维 A 酸治疗。

17. 口服维 A 酸类药物建议配合**皮肤屏障修复剂**使用。

历年考题

【A 型题】1. 患者，女，19 岁，面部出现多个丘疹和脓疱，有脱皮表现，临床诊断为痤疮。外用制剂改善不佳，换用异维 A 酸片。使用异维 A 酸片的用药注意事项和用药指导，不包括（　　）

A. 用药前排除妊娠

B. 治疗期间或治疗后 1 个月内避免献血

C. 监测精神症状

D. 每 1~3 个月监测血尿酸水平

E. 每 1~3 个月监测肝功能

【考点提示】D。异维 A 酸有致畸作用。用药前应排除妊娠，在月经周期的第 2 日或第 3 日开始治疗，女性必须在治疗期间、治疗后做好避孕，直至治疗结束后3个月。如果在治疗过程中怀孕，必须行人工流产。治疗期间或治疗后1个月内避免献血。治疗后1个月以及之后每3个月检查肝功能和血脂，如血脂或转氨酶持续升高应减量或停药；如果在治疗时发生精神紊乱等表现，应停药，并建议精神科专家会诊。

【B型题】（2~3题共用备选答案）

A. 阿昔洛韦软膏　　B. 维A酸乳膏
C. 氢化可的松软膏　D. 复方苯甲酸酊
E. 炉甘石洗剂

2. 治疗水疱型足癣宜选用（　　）
3. 治疗中度痤疮宜选用（　　）

【考点提示】D、B。水疱型足癣可外搽复方苯甲酸酊、十一烯酸软膏等。对炎症突出的痤疮，轻中度者可选维A酸和克林霉素磷酸酯凝胶外用治疗。

第二十节　荨麻疹

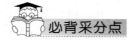
必背采分点

1. 荨麻疹俗称"**风疹块**"或"**风团疹**""**风疙瘩**"，是由于皮肤黏膜小血管扩张及渗透性增加出现的一种局限性水肿反应。

2. 荨麻疹临床表现为大小不等的**风团疹伴瘙痒**，约20%的患者伴有血管性水肿。

3. 慢性荨麻疹是指风团疹每天发作或间歇发作，持续时间**>6周**。

4. 荨麻疹多与变态（过敏）反应有关，大多数属于**Ⅰ型（速发型）变态反应**，少数属于Ⅱ型（细胞毒性）、Ⅲ型（免疫复合物型）变态反应；通常所说的荨麻疹为Ⅰ型变态反应。

5. 荨麻疹的病因较为复杂，依据来源不同通常分为**外源性（多为一过性）和内源性（多为持续性）**。

6. 通常荨麻疹具有**自限性**。

7. 荨麻疹治疗以**查找、消除可疑的诱因和病因**，控制症状，提高患者生活质量为目的。

8. 常用的**抗过敏药**有异丙嗪、氯苯那敏、苯海拉明、去氯羟嗪、赛庚啶；过敏活性物质阻释剂有色甘酸钠、酮替芬。

9. 急性荨麻疹的治疗首先应**祛除病因**，治疗上首选第二代非镇静抗组胺药，包括西替利嗪、左西替利嗪、氯雷他定、地氯雷他定、非索非那定、阿伐斯汀、依巴斯汀、依匹斯汀、咪唑斯汀、苯磺贝他斯汀、奥洛他定等。

10. 慢性荨麻疹一线治疗首选**第二代非镇静抗组**

胺药。

11. 妊娠期使用**奥马珠单抗**具有安全性，无致畸性，可在抗组胺药疗效不佳时酌情使用。

12. 无镇静作用的第二代抗组胺药是治疗**儿童荨麻疹**的一线选择。

13. 驾车、高空作业、精密机械操作者，在工作前不得服用**抗过敏药**或在服用后间隔 6 小时以上再从事上述活动。

历年考题

【A 型题】Q-T 间期延长的荨麻疹患者不宜选用的抗过敏药是（　　）

A. 氧苯那敏　　　　B. 色甘酸钠
C. 苯海拉明　　　　D. 异丙嗪
E. 依巴斯汀

【考点提示】E。依巴斯汀可能抑制心脏钾离子慢通道，有引起尖端扭转型室性心动过速或 Q-T 间期延长的危险。故应严格掌握剂量，注意药物的相互作用，同时对血钾浓度过低者适当补充钾、镁。患先天性 Q-T 间期延长综合征者不宜应用。

第二十一节 湿 疹

必背采分点

1. 湿疹是由多种内、外因素引起的一种具有**明显渗出倾向**的炎症性皮肤病，伴有**明显瘙痒**，易复发，严重影响患者的生活质量。是皮肤科常见病。

2. 湿疹按临床表现可以分为**急性、亚急性及慢性**三期。

3. 湿疹治疗的主要目的是**控制症状、减少复发、提高患者生活质量**。

4. **局部治疗**是湿疹治疗的主要手段。

5. 急性期无水疱、糜烂、渗出时，建议使用炉甘石洗剂、糖皮质激素乳膏或凝胶；**大量渗出**时应选择冷湿敷，如3%硼酸溶液、0.1%盐酸小檗碱溶液、0.1%依沙吖啶溶液等；**有糜烂但渗出不多**时可用氧化锌油剂。

6. 亚急性期皮损建议外用**氧化锌糊剂、糖皮质激素乳膏**。

7. 慢性期皮损建议外用糖皮质激素软膏、硬膏、乳剂或酊剂等，可合用**保湿剂及角质松解剂**，如20%~40%尿素软膏、5%~10%水杨酸软膏等。

8. 轻度湿疹建议选择弱效糖皮质激素如**氢化可的松、地塞米松乳膏**；中度湿疹建议选择中效糖皮质激素如**曲安奈德、糠酸莫米松乳膏**；重度肥厚性皮损建议选择强效糖皮质激素如**哈西奈德、卤米松乳膏**。

9. 钙调神经磷酸酶抑制剂如**他克莫司软膏、吡美莫司乳膏**对湿疹有治疗作用，且无糖皮质激素的不良反应，尤其适合头面部及间擦部位湿疹的治疗。

10. 湿疹系统治疗药物有抗组胺药；抗生素（7~10天）；维生素 C、葡萄糖酸钙（用于**急性发作或瘙痒明显**者）；糖皮质激素（不主张常规使用）；免疫抑制剂（慎用）。

11. 避免自身可能的诱发因素，包括**各种外界刺激**，如热水烫洗、过度搔抓、清洗及接触可能敏感的物质如皮毛制剂等；尽量少接触化学成分用品，如肥皂、洗衣粉、洗涤精等；避免可能致敏和刺激性食物，如辣椒、浓茶、咖啡、酒类。

第二十二节　手足真菌感染

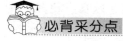

1. 手癣和足癣是指由皮肤癣菌引起的手足部浅表皮

肤**真菌感染**。

2. 手癣和足癣主要累及**指（趾）间、手掌、足跖及侧缘**，严重时可波及手、足背及腕、踝部。

3. 若皮肤癣菌仅感染**足背和手背**的皮肤，通常称为体癣。

4. 足癣是**最常见**的浅表真菌感染。

5. 足癣有一定的家族易感性，尤以"**两足一手**"型手、足癣更为突出。

6. 皮肤癣菌可以在**人与人、动物与人、污染物与人**之间传播。

7. 根据皮损形态，足癣在临床上可分为**水疱型、间擦糜烂型和鳞屑角化型**，但临床上往往几种类型可以同时存在。

8. 手癣致病菌常以**红色毛癣菌**为主。

9. 手、足癣的治疗目标是**清除病原菌**，快速解除症状，防止复发。

10. 水疱型可选择无刺激性的**溶液或乳膏剂**型；间擦糜烂型可先用温和的**糊剂或粉剂**使局部收敛、干燥后，再用乳膏等其他剂型，因此型皮损保持局部干燥非常重要；鳞屑角化型可选择**乳膏、软膏**等剂型。

11. **咪唑类**抗真菌药物包括克霉唑、益康唑、咪康唑、酮康唑、联苯苄唑、异康唑、舍他康唑、奥昔康唑及卢立康唑等。

12. **丙烯胺类**抗真菌药物主要有萘替芬、特比萘芬和布替萘芬。

13. 其他抗真菌药物包括**阿莫罗芬、环吡酮胺、利拉萘酯**等，每日1~2次外用，一般疗程需要4周。

14. 角质剥脱（松解）剂包括**水杨酸**等，可联合抗真菌药物，主要用于鳞屑角化型手、足癣患者。

15. 手、足癣系统治疗与局部治疗相比，具有**疗程短、用药方便、不遗漏病灶、患者依从性高、复发率低**等优点。

16. 目前手、足癣治疗常用的系统抗真菌药包括**伊曲康唑和特比萘芬**，伊曲康唑一般建议成人200mg/d，疗程为水疱型和间擦糜烂型1~2周、鳞屑角化型2~3周，甲癣需每月服1周、停3周并连续治疗3个月；特比萘芬250mg/d，疗程同伊曲康唑。

17. 一般治疗体、股癣需2~4周，足癣需**1个月**，甲癣需3~6个月。

历年考题

【A型题】1. 患者，男，23岁，因近日脚趾间瘙痒、有明显脱皮就诊，诊断为足癣。关于该患者用药指导和健康教育的说法，错误的是（　　）

A. 应注意保持鞋袜、足部清洁干燥

B. 不与他人共用生活物品,如指甲刀、拖鞋等,以免交叉传染

C. 可使用咪康唑、酮康唑或特比萘芬等局部抗真菌药治疗

D. 使用局部抗真菌药,症状消失1~2天后即可停药

E. 在局部用药期间,用温水清洗患处皮肤,尽量少用或不用肥皂

【考点提示】D。治疗须足量、足疗程:一般治疗体、股癣需2~4周,足癣需1个月,甲癣需3~6个月。使用外用药物症状消失后,真菌仍然存活在皮肤鳞屑或贴身衣物中,遇到潮暖环境又会大量繁殖,导致癣病复发。因此,表面症状消失后,仍要坚持用药1~2周。

【B型题】(2~4题共用备选答案)

A. 利巴韦林软骨 B. 特比萘芬乳膏

C. 10%樟脑软膏 D. 氢化可的松软膏

E. 红霉素软膏

2. 患者,男,60岁,因水泡型足癣到药店购药,药师应推荐的药品是( )

3. 患者,男,60岁,因上臂出现湿疹到药店购药,药师应推荐的药品是( )

4. 患者，男，60岁，因轻度冻疮（无破溃）到药店购药，药师应推荐的药品是（　　）

【考点提示】B、D、C。水疱型足癣可外搽复方苯甲酸、十一烯酸软膏，或用冰醋酸溶液浸泡或应用咪康唑、特比萘芬乳膏，外用涂擦。亚急性、慢性湿疹应用合适的糖皮质激素霜剂或软膏、焦油类制剂或免疫调节剂，如他克莫司软膏、匹美莫司软膏，继发感染者加抗生素制剂。轻度冻疮可以用樟脑软膏、肌醇烟酸酯软膏、辣椒软膏、氧化锌软膏、冻疮膏涂敷。

【X型题】5. 关于反复发作脚癣治疗的说法错误的有（　　）

    A. 可长期局部使用糖皮质激素
    B. 表面症状消失后即可停药
    C. 合并糖尿病的患者应特别注意控制血糖
    D. 抗真菌药首选伏立康唑
    E. 用药期间经常用肥皂清洗患部皮肤

【考点提示】ABE。①在体、股癣尚未根治前，禁止应用糖皮质激素制剂。②表面症状消失后，仍要坚持用药1～2周。③在外用药期间，对患部皮肤尽量不洗烫，少用或不用肥皂和碱性药物，少洗澡，以使抗真菌药在体表停留时间延长，巩固和提高疗效。

第二十三节　昆虫叮咬

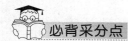

必背采分点

1. 昆虫叮咬临床上称为"虫咬性皮炎"，是指被昆虫、节肢动物叮咬，或因接触昆虫的毒毛而引起的皮肤炎性反应，<u>夏、秋季</u>好发，多发生于暴露部位。

2. 昆虫叮咬<u>一般表现</u>为水肿性丘疹、风团疹、水肿性红斑、丘疹、丘疱疹、瘀点等，表面可出现水疱及大疱，皮损中心可见叮咬痕迹，并伴有不同程度的瘙痒、刺痛、灼痛。

3. 昆虫叮咬<u>治疗原则</u>：适当选择外用止痒、消肿药物；中度患者加服抗组胺药物；重度患者可口服糖皮质激素；如出现继发感染者给予抗菌药物治疗。

4. 局部治疗：**炉甘石洗剂**混匀后取适量涂抹于患处，每日 3 次。丁酸氢化可的松乳膏，每日 2 次。

5. 口服抗组胺药物如**氯苯那敏**、**西替利嗪**、**氯雷他定**。

6. 肾上腺糖皮质激素：**泼尼松** 15～20mg/d 口服，逐渐减量。

7. 局部**冷湿敷**可加速皮疹消退。

第二十四节 烫 伤

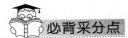
必背采分点

1. 烫伤是指身体接触高温物体（**沸水、沸汤、沸油、蒸汽、钢水**等）而引起的组织损伤，是热力烧伤的一种。

2. 烫伤临床过程可分为三期：**体液渗出期、急性感染期、修复期**。

3. 体液渗出期，一般持续**36～48小时**，大面积烧伤者若抢救不及时或不恰当，可能发生体液丧失，进而导致休克，此期的关键是休克的防治，根本问题是如何改善血管通透性，减少或防止渗出。

4. 急性感染期，如果患者全身情况较好或烧伤面积较小、较浅，局部感染经适当治疗后可被控制，3～5天自行消退；否则，感染可继续发展，引起脓毒症相关症状、创面加深、水肿回收延缓，甚至菌血症。故此期的关键是**感染（尤其是全身性感染）的预防**。

5. Ⅰ度（轻度）烫伤：**红斑性**，皮肤变红，并有火辣辣的刺痛感。

6. Ⅱ度（中度）烫伤：**水疱性**，患处产生水疱。

常见病症的健康管理 **第五章**

7. Ⅲ度（重度）烫伤：**坏死性**，皮肤剥落。

8. 对局部较小面积轻度烫伤，可在家中施治：在清洁创面后，外涂**京万红软膏、（美宝）润湿烧伤膏**等。

9. 轻伤员可口服止痛片或肌注**哌替啶、吗啡**等，重伤员多采用静脉滴注**哌替啶或与异丙嗪**合用。伴有脑外伤的患者可使用地西泮。

10. 轻至中度烫伤可口服"**烧伤饮料**"（每片含氯化钠0.3g、碳酸氢钠0.15g、苯巴比妥0.005g与糖适量，每片冲开水100mL）或含盐饮料，重度烫伤应予以静脉补液（血浆或血浆代用品、平衡盐溶液和等渗盐水等）。

11. 烫伤后应立即**脱去或剪开被热液浸湿的衣物**，并立即用冷水或冰水湿敷或浸泡烫伤区域20~30分钟，可以减轻创面损伤的深度并有止痛效果。

12. 烫伤创面不可涂**有颜色**的药物，如汞溴红（红汞）、甲紫。

历年考题

【A型题】下列关于烫伤救治措施说法正确的是( )

A. 创面及时外涂甲紫溶液预防感染

B. Ⅰ度烫伤可冷敷后外涂烧伤膏

C. 可用清洁塑料薄膜覆盖创面，以防创面感染

D. 烫伤患者的镇痛、镇静药物首选氯丙嗪

E. 失水较多的患者应多饮白开水或无盐饮料

【考点提示】B。Ⅰ度烫伤：红斑性，皮肤变红，并有火辣辣的刺痛感。对局部较小面积轻度烫伤，可在家中施治：在清洁创面后，外涂京万红软膏、美宝润湿烧伤膏等。对中或大面积烫伤，宜尽早送医院治疗。

第二十五节 冻伤（疮）

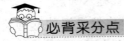
必背采分点

1. 冻伤是寒冷（0℃以下）引起的局部或全身性<u>组织损伤</u>。

2. 冻疮是低温与高湿联合引起的末梢部位<u>皮肤炎症</u>，春暖后自愈，发病常与患者的个体素质、皮肤微循环障碍有关。

3. 冻伤损害多发生在<u>肢端和暴露部位</u>，如手、足、耳郭、鼻、两颊。

4. 冻伤严重者<u>可致残</u>。

5. 冻疮常发生于肢端或暴露部位，如<u>手背、手指、足背、足趾、耳郭、鼻尖、两颊</u>等处。

6. 冻疮可<u>自然缓解</u>。

7. 治疗冻伤（疮）的药物有**樟脑、氧化锌、烟酸肌醇酯软膏（烟肌酯）、冻疮膏**等。

8. 对未形成溃疡的冻疮，轻轻按摩或温水湿敷，以促进血液循环，**切忌以热水或热火烘烤**；并可外敷紫云膏，1日1次。

9. 对轻度冻疮者选用**10%樟脑软膏**（5%樟脑醑）涂敷患部，1日2次；或以**1%烟酸肌醇酯软膏**涂敷患部，1日1~2次。也可局部涂敷10%辣椒素软膏、10%氧化锌软膏或冻疮膏等。

10. 对局部出现**水疱和糜烂**者，可涂敷10%氧化锌软膏或依沙吖啶-氧化锌糊剂。对发生**溃烂而继发感染**者，局部以0.02%高锰酸钾溶液浸泡后，清除溢出的黏液继而涂敷溃疡膏、0.5%~1%红霉素软膏、0.5%林可霉素乳膏或10%鱼石脂软膏，以控制细菌感染。

11. 严重冻疮早期可考虑应用**肝素钠乳膏**抗凝、抗血小板聚集，改善皮肤血液循环，促进新陈代谢。

历年考题

【A型题】I度冻疮患者可以选用的非处方药是（　　）
A. 维A酸乳膏
B. 樟脑软膏
C. 红霉素软膏
D. 杆菌肽软膏

E. 洗必泰软膏

【考点提示】B。对轻度冻疮者选用10%樟脑软膏（5%樟脑醋）涂敷患部，1日2次。

第二十六节　超重和肥胖

必背采分点

1. <u>世界卫生组织（WHO）</u>将肥胖定义为可能导致健康损害的异常或过多的脂肪堆积。

2. 中国成年人正常BMI（kg/m²）为**18.5~23.9**，24.0~27.9为超重，≥28.0为肥胖；腰围≥90/85cm（男/女）可判定为腹型肥胖。

3. 多数肥胖症患者在认识到肥胖对健康的危害后，在医疗保健人员的指导下通过<u>控制饮食量、减少脂肪摄入、增加体力活动</u>，可使体重减轻。

4. 药物减重的<u>目标</u>：比原体重减轻5%~10%，最好能逐步接近理想体重；减重后维持低体重不再反弹和增加；使与肥胖相关疾病（或症状）有所缓解，使降压、降糖、降脂药物能更好地发挥作用。

5. 中枢性减重药包括<u>芬特明、安非拉酮</u>等。

6. 非中枢性减重药<u>奥利司他</u>可使膳食脂肪吸收约减

少33%，未吸收的三酰甘油和胆固醇随大便排出，从而达到减重的目的。

7. 奥利司他应**进餐时**服用。

8. **医学营养治疗**的总体原则：降低食品和饮料中能量的摄入；减少总摄食量；避免餐间零食；避免睡前进餐；避免暴饮暴食；能量限制应该考虑到个体化原则，兼顾营养需求、体力活动强度、伴发疾病以及原有饮食习惯。

历年考题

【A型题】1. 根据《中国成人超重和肥胖预防控制指南》体重指数（BMI）判断为肥胖的标准是（　　）

A. BMI≤18.5　　　　B. BMI≥28.0
C. BMI≤21.5　　　　D. BMI≥24.0
E. BMI≥25.0

【考点提示】B。中国人BMI<18.5为体重过低，BMI18.5~23.9为体重正常，BMI24~27.9为超重，BMI≥28为肥胖。

【A型题】2. 患者，男，66岁，身高176cm，体重79kg，BMI 25.5kg/m^2，腰围88cm，高血压病史3年，规律服药，血压控制良好，有冠心病和糖尿病家族史。该患者目前的营养状况和应采取的措施是（　　）

A. 肥胖，首选控制饮食和增加运动
B. 超重，首选控制饮食和增加运动
C. 腹型肥胖，首选药物辅助减重
D. 超重，首选药物辅助减重
E. 体重正常，应控制体重，不可超过81kg

【考点提示】B。中国成年人正常 BMI（kg/m^2）为 18.5~23.9，24.0~27.9 为超重，≥28.0 为肥胖；腰围 ≥90/85cm（男/女）可判定为腹型肥胖。多数肥胖症患者在认识到肥胖对健康的危害后，在医疗保健人员的指导下通过控制饮食量、减少脂肪摄入、增加体力活动，可使体重减轻。

第二十七节　脂肪肝

必背采分点

1. 脂肪性肝病是与遗传-环境-代谢应激相关的临床综合征，简称脂肪肝，定义为**肝脏弥漫性脂肪浸润**，可伴有肝内炎症、肝细胞坏死和凋亡、肝再生受损、肝星状细胞活化和肝纤维化形成等病理学改变。

2. 临床上"脂肪肝"通常指**慢性脂肪肝**，病理上多为大泡性脂肪变性或以大泡性脂肪变性为主的混合性脂肪肝，病因主要包括长期酒精摄入、肥胖及代谢综合征等。

3. 根据是否**大量饮酒**可分为酒精性脂肪性肝病（简称酒精性肝病）和非酒精性脂肪性肝病（NAFLD）。

4. **腹部超声**是目前用于评估肝脂肪变性的最常用方法，脂肪肝多在体检时通过 B 超发现肝脏有肝实质脂肪浸润的改变。

5. 单纯性脂肪肝一般**无须药物治疗**。

6. **戒酒**是治疗酒精性肝病的关键。

7. **减少体重和腰围**是预防和治疗 NAFLD 及其并发症最重要的治疗措施。

8. 目前在我国广泛应用的**水飞蓟素（宾）、双环醇、多烯磷脂酰胆碱、甘草酸二铵、还原性谷胱甘肽、S - 腺苷蛋氨酸、熊去氧胆酸**等针对肝脏损伤的治疗安全性良好。

9. 肥胖或超重且伴有高血压、2 型糖尿病、血脂代谢异常等合并疾病的患者可以考虑应用**奥利司他**等药物减重。

10. 合并空腹血糖受损/糖耐量异常/2 型糖尿病的患者建议使用**二甲双胍和利拉鲁肽**等 GLP - 1 受体激动剂进行预防和治疗。

11. 合并高血压患者降压药物首选**血管紧张素 Ⅱ 受**

体阻断剂（ARB）或 ARB 联合钙通道阻滞剂治疗，合并脂肪性肝硬化的高血压患者，建议应用非选择性 β 受体阻断剂兼顾降低动脉血压和门静脉压力。

12. 合并高三酰甘油血症的患者采用 **ω-3 多不饱和脂肪酸**治疗可能安全。

历年考题

【A 型题】患者，男，41 岁，BMI 32kg/m²，因上腹胀 1 年就诊，常年饮酒（酒精量 100g/d），腹部 B 超显示：脂肪肝。生化检查：ALT 100U/L，AST 210U/L，γGGT 130U/L，TG 3.3mmol/L，血糖正常，肝炎病毒相关检查（-），关于该患者疾病管理的说法，错误的是（　　）

A. 定期复查肝功能和腹部 B 超
B. 高蛋白、低脂饮食
C. 减轻体重
D. 使用依折麦布调节血脂
E. 戒酒

【考点提示】D。酒精性脂肪肝合并高三酰甘油血症的患者采用 ω-3 多不饱和脂肪酸治疗可能安全，但是该药对血清 TG＞5.6mmol/L 患者的降脂效果不肯定，此时常需贝特类药物降低血脂和预防急性胰腺炎，但需警惕贝特类的肝脏毒性。除非患者有肝衰竭或肝硬化失代偿，他汀类可安全用于 NAFLD 患者降低血清 LDL – C 水平以防治心血管不良事件；他汀类在使用过程中经常出现无症状性、孤立性血清 ALT 增高，即使不减量或停药亦可恢复正常。

第二十八节　中　暑

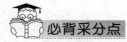
必背采分点

1. 按症状的轻重程度，分为<u>先兆中暑、轻症中暑和重症中暑</u>，统称为热致疾病。

2. <u>老年人、婴幼儿、6~12 岁儿童、精神疾病患者及慢性病患者</u>最易中暑。

3. 重症中暑包括<u>热痉挛、热衰竭和热射病</u>。

4. 热痉挛通常发生在人进行剧烈运动且大量出汗时，腹部、手臂或腿部出现短暂性、间歇性肌肉痉挛，表现为<u>肌肉疼痛或抽搐</u>，常呈对称性，时而发作，时而缓解。

5. 热痉挛患者处置：**停止一切活动**，静坐在凉爽的地方休息；饮用稀释、清爽的果汁或运动饮料；即使痉挛得到缓解，之后的几小时内也不要再进行重体力劳动或剧烈的体育运动。

6. **热衰竭**是指热应激时液体丢失所致的以有效循环血容量不足为特征的临床综合征。

7. 热衰竭患者的皮肤有可能是**冰凉且潮湿**的；患者血压下降，脉搏频快且虚弱，呼吸急促且浅弱，轻度脱水，体温稍高或正常。

8. 热衰竭患者处置：饮用凉爽且不含酒精的饮料、**凉水浴或擦拭身体**、开空调，如果症状持续不好转或继续恶化，要及时寻求医疗救助。

9. 热射病是由于长时间暴露于热环境和（或）剧烈运动所致的机体产热与散热失衡，以机体核心温度升高 >40℃ 和中枢神经系统异常为特征，如**精神状态改变、抽搐或昏迷**，并伴有多器官功能损害的危及生命的临床综合征。

10. 热射病患者处置：①将患者移到阴凉的地方。②迅速给患者降温。③监测患者的体温，坚持努力帮助患者降温直到体温降到38℃。④**不要给患者喝水**。⑤尽快得到专业的医疗救助。

11. 如果需要在高温的环境里进行体力劳动或剧烈运动，至少**每小时喝 2~4 杯凉水**（500~1000mL），水温不宜过高，饮水应少量多次。

第六章 呼吸系统常见疾病

第一节 急性气管-支气管炎

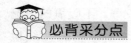
必背采分点

1. 急性支气管炎常见于<u>流感季节</u>。
2. 急性支气管炎通常是由于<u>病毒感染</u>支气管树引起，呈自限性，细菌感染并不常见。
3. 急性支气管炎患者可出现咳嗽、全身不适、呼吸困难和喘息。通常<u>咳嗽</u>是主要的症状。
4. 急性支气管炎治疗通常是<u>对症和支持疗法</u>，包括镇咳药（右美沙芬）、祛痰药（愈创木酚甘油醚）、第一代抗组胺药（苯海拉明）、减充血药（伪麻黄碱）、β受体激动剂（沙丁胺醇）等。
5. 急性支气管炎治疗应避免使用<u>可待因</u>，因其具有成瘾性。
6. 当临床考虑患有流感或百日咳时，应立即使用<u>神

药学综合知识与技能

神经氨酸酶抑制剂（奥司他韦、扎那米韦等）治疗流感、**大环内酯**类药物治疗百日咳，同时患者还需要隔离5天。

7. **戒烟、避免过敏原和污染物**等生活方式的改变，在避免复发和减少并发症出现风险方面起重要作用。

历年考题

【A型题】患者，男，50岁，主诉咳嗽、咳白痰3天，查体：体温36.9℃，呼吸20次/分，不吸氧的情况下，血氧饱和度为98%。血常规正常，经胸部X线检查，诊断为急性支气管炎。该患者宜选用的药物是（　　）

A. 莫西沙星　　　　　B. 氨溴索
C. 阿莫西林　　　　　D. 阿奇霉素
E. 利巴韦林

【考点提示】B。急性支气管炎治疗通常是对症和支持疗法，包括镇咳药（右美沙芬）、祛痰药（氨溴索）、第一代抗组胺药（苯海拉明）、减充血药（伪麻黄碱）、β受体激动剂（沙丁胺醇）等。

第二节 社区获得性肺炎

必背采分点

1. 社区获得性肺炎（CAP）**诊治思路**：①判断CAP诊断是否成立。②评估CAP病情的严重程度，选择适当的治疗场所。③推测CAP可能的病原体及耐药风险。④合理安排病原学检查，及时启动经验性抗感染治疗。⑤动态评估CAP经验性抗感染治疗效果。⑥治疗后随访，并进行健康宣教。

2. 社区获得性肺炎临床表现：①新近出现的咳嗽、咳痰或原有呼吸道疾病症状加重，伴或不伴脓痰、胸痛、呼吸困难及咯血；②发热；③肺实变体征和（或）闻及**湿性啰音**。

3. 社区获得性肺炎胸部影像学检查显示新出现的**斑片状浸润影、肺叶或肺段实变影、磨玻璃影或间质性改变**，伴或不伴胸腔积液。

4. 目前**肺炎支原体、肺炎链球菌、流感嗜血杆菌**是我国CAP的主要病原体，其他常见病原体包括肺炎衣原体、肺炎克雷伯菌及金黄色葡萄球菌；但铜绿假单胞菌、鲍曼不动杆菌少见。

5. 首剂**抗感染药物**争取在诊断 CAP 后尽早使用，以改善疗效、降低病死率、缩短住院时间。

6. 对于门诊轻症 CAP 患者尽量使用生物利用度好的口服抗感染药物治疗，建议口服**阿莫西林或阿莫西林－克拉维酸**治疗。

7. 对于需要住院，但不必入住重症监护室的 CAP 患者，推荐单用**β－内酰胺类**或联合多西环素/米诺环素、大环内酯类或单用呼吸喹诺酮类。

8. 初始治疗后患者症状无改善而需要更换抗感染药物，或初始治疗一度改善又恶化而病情进展，均认为**初始治疗失败**。

9. 合并低血压的 CAP 患者**早期液体复苏**是降低严重 CAP 病死率的重要措施。低氧血症患者的氧疗和辅助通气也是改善患者预后的重要治疗手段。

10. 在非严重或严重 CAP 成人患者中，**无须**常规使用糖皮质激素。

11. 糖皮质激素能降低合并感染性休克 CAP 患者的病死率，推荐**琥珀酸氢化可的松 200mg/d**。

12. 目前应用的肺炎链球菌疫苗包括**肺炎链球菌多糖疫苗（PPV）**和**肺炎链球菌结合疫苗（PCV）**。

历年考题

【A型题】1. 患者，男，25岁，有癫痫病史2年，一直服用丙戊酸钠和左乙拉西坦，癫痫控制良好，近期因社区获得性肺炎入院。下列药物中，最可能影响患者基础疾病控制的是（　　）

　　A. 阿奇霉素　　　　　B. 头孢曲松
　　C. 阿莫西林　　　　　D. 莫西沙星
　　E. 米诺环素

【考点提示】D。喹诺酮类抗菌药物代表药物：左氧氟沙星、诺氟沙星、莫西沙星。不良反应：胃肠道反应、诱发癫痫；莫西沙星（Q-T间期延长），选项D正确。

【B型题】（2~3题共用备选答案）

　　A. 阿奇霉素　　　　　B. 阿米卡星
　　C. 头孢他啶　　　　　D. 头孢唑林
　　E. 美罗培南

2. 患者，女，25岁，两天前淋雨后开始发热，体温39.0℃，咳嗽，咳铁锈色黏痰，化验结果提示白细胞计数及中性粒细胞比例升高，诊断为肺炎，经验性抗感染治疗时适宜选用的药物（　　）

3. 患者，女，76岁，慢性阻塞性肺病病史10年，一年来多次因急性加重入院，予以抗感染等治疗。近日

因咳嗽咳痰加重再次入院，经验性抗感染治疗时适宜选用的药物是（　　）

【考点提示】D、C。社区获得性肺炎：青壮年和无基础疾病常用青霉素类、第一代头孢菌素；对耐药肺炎链球菌可用氟喹诺酮类；不单独用大环内酯类抗菌药物（耐药率高）。头孢唑林为第一代头孢。3题患者属于医院获得性肺炎，老年人、有基础疾病或需要住院的常用第二、三代头孢菌素，β-内酰胺类/β内酰胺酶抑制剂，氟喹诺酮类或碳青霉烯类。

第三节　支气管哮喘

必背采分点

1. 哮喘的病因比较复杂，主要为<u>宿主因素</u>（如遗传因素、肥胖、性别等）和<u>环境因素</u>（如变应原、病原体、空气污染、饮食和药物等）。

2. 肺功能检查结果，特别是<u>**FEV$_1$占预计值的百分比**</u>，是评估未来风险的一个重要组成部分。

3. 哮喘治疗目标在于达到<u>**哮喘症状的良好控制**</u>，维持正常的活动水平，同时尽可能减少急性发作、肺功能不可逆损害和药物相关不良反应的风险。

4. 治疗哮喘的药物可以分为**控制药物和缓解药物**。

5. **糖皮质激素**是最有效的控制哮喘呼吸道炎症的药物。

6. 哮喘慢性持续期的治疗主要通过吸入和口服途径给药，**吸入**为首选途径。

7. 一般而言，**干粉吸入装置**肺内沉积率高于气雾剂，超细颗粒气雾剂高于普通气雾剂。

8. 中国人给予较小剂量的**茶碱**即可起到治疗哮喘的作用。

9. 一旦哮喘诊断确立，应尽早开始**规律的控制治疗**，这对于取得最佳疗效至关重要。

10. 哮喘控制维持 3 个月以上者可以考虑**降级治疗**，以探寻维持哮喘控制所需的最低有效治疗级别。

11. 第 1 级治疗首选控制药物：**按需使用低剂量 ICS - 福莫特罗**；其他控制药物：按需使用 SABA 联合低剂量 ICS。

12. 第 2 级治疗首选控制药物：**规律使用低剂量 ICS 或按需使用低剂量 ICS - 福莫特罗**；其他控制药物：LTRA 或 SABA 联合低剂量 ICS。

13. 第 3 级治疗首选控制药物：**规律使用低剂量 ICS - LABA**；其他控制药物：中等剂量 ICS 或低剂量 ICS 联合 LTRA。

14. 第4级治疗首选控制药物：**规律使用中等剂量 ICS – LABA**；其他控制药物：高等剂量 ICS 联合噻托溴铵或 LTRA。

15. 第5级治疗：**较高水平的治疗和（或）叠加治疗**。

16. 哮喘的升级治疗分为**持久升级治疗、短程加强治疗、日常调整治疗**。

17. 哮喘急性发作治疗的目的在于**尽快缓解症状、解除气流受限和改善低氧血症**，同时还需要制定长期治疗方案以预防再次急性发作。

18. **SABA** 是缓解哮喘症状最有效的药物，患者可以根据病情轻重每次使用 2~4 喷，直到症状缓解。

19. 在选择治疗方案和监测治疗反应时，应兼顾哮喘控制的两个方面（即症状控制和降低未来风险），即达到所谓的"**整体控制**"。

20. 掌握吸入制剂的**正确使用**非常重要。

21. **避免过敏原暴露**是哮喘治疗的关键。

22. 常见诱发哮喘的药物包括**非甾体抗炎药物（NSAIDs）**，其他药物还有降压药、β受体阻断剂、抗生素和某些生物制剂。

历年考题

【A型题】1. 患者，男，46岁，因支气管哮喘使用布地奈德-福莫特罗粉吸入剂治疗，症状控制良好，4个月内无急性发作，拟进行降级治疗。关于哮喘降级治疗原则的说法，错误的是(　　)

A. 以最低剂量的福莫特罗维持治疗，直到最终停药
B. 降级治疗应选择适当时机，需避开患者呼吸道感染等情况
C. 首先减少激素剂量，再减少使用频率
D. 通常每3个月减少布地奈德剂量25%~50%
E. 每一次降级治疗都需要密切观察病情变化，按期随访

【考点提示】 A。降级治疗原则：①哮喘症状控制且肺功能稳定3个月以上，可考虑降级治疗。②降级治疗应选择适当时机，需避开患者呼吸道感染、妊娠、旅行期等情况。③通常每3个月减少ICS剂量25%~50%是安全可行的。④每一次降级治疗都应视为一次试验，有可能失败，需要密切观察症状控制情况、PEF变化、危险因素等，并按期随访。

【C型题】（2~3题共用题干）

患者，女，44岁，半年前诊断为支气管哮喘，间断口服沙丁胺醇4mg tid治疗。没有规律用药治疗。今日，因秋冬季节交替，出现明显喘憋，话不成句，被紧急送

往医院。

2. 该患者出现支气管哮喘急性发作,应首选的治疗药物是(　　)

　　A. 沙丁胺醇片
　　B. 布地纳德气雾剂
　　C. 沙丁胺醇气雾剂
　　D. 沙美特罗氟替卡松粉吸入剂
　　E. 异丙托溴铵雾化吸入剂

3. 该患者支气管哮喘的长期维持治疗宜选用(　　)

　　A. 沙丁胺醇片
　　B. 福莫特罗吸入剂
　　C. 沙丁胺醇气雾剂
　　D. 沙美特罗氟替卡松粉吸入剂
　　E. 茶碱片

【考点提示】C、D。SABA 治疗哮喘急性发作的首选药物,有吸入、口服和静脉三种制剂。首选吸入给药,常用沙丁胺醇和特布他林。吸入剂包括定量气雾剂(MDI)、干粉剂(DPI)和雾化溶液。SABA 应采取"按需间歇使用",不宜长期、单一使用。吸入型糖皮质激素由于其局部抗炎作用强、全身不良反应少,已成为目前哮喘长期治疗的首选药物。

第四节 慢性阻塞性肺疾病

必背采分点

1. 慢性阻塞性肺疾病（COPD）简称慢阻肺，是一种以**持续气流受限**为特征的可以预防和治疗的常见疾病，气流受限多呈进行性发展，与气道和肺对有毒颗粒或气体的慢性炎症反应增强有关。

2. 世界银行/世界卫生组织的资料表明，至2020年COPD将居世界疾病经济负担的**第5位**。

3. **吸烟**是COPD最重要的环境发病因素。

4. **呼吸困难**是COPD最重要的症状，也是患者体能丧失和焦虑不安的主要原因。

5. **慢性咳嗽**通常为COPD首发症状。

6. 应用气流受限的程度进行肺功能评估，即以FEV_1**占预计值%**为分级标准。

7. 症状评估可使用简便的量表如**CAT（COPD评估量表）及CCQ（COPD控制问卷）**。

8. CAT是包含8项关于COPD健康状态损害的量表，在全球广泛应用，得分在**0~40分**范围（0~10分：轻微影响；11~20分：中等影响；21~30分：严重影响；

31~40分：非常严重影响），10分以上表明症状较多。

9. **高风险**患者具有下列特征：症状多，CAT评分≥10分；FEV_1占预计值% <50%；过去1年中重度急性加重≥2次或因急性加重住院≥1次。

10. COPD常用药物包括**支气管舒张剂、糖皮质激素、磷酸二酯酶抑制剂**以及其他药物（祛痰药、抗氧化剂等）。

11. 治疗COPD的$β_2$受体激动剂包括**沙丁胺醇、特布他林、福莫特罗、沙美特罗、茚达特罗、奥达特罗、维兰特罗**。

12. 沙丁胺醇和特布他林为**短效定量**雾化吸入剂，数分钟内起效，15~30分钟达到血药浓度峰值，疗效持续4~6小时，每次剂量100~200μg（每喷100μg），24小时内不超过8~12喷。主要用于缓解症状，按需使用。

13. 治疗COPD的抗胆碱药物主要有**异丙托溴铵气雾剂（短效M受体阻断剂）和噻托溴铵（长效M受体阻断剂）**。

14. **茶碱**是最常用的甲基黄嘌呤类药物。

15. **磷酸二酯酶-4（PDE-4）抑制剂**主要作用是通过抑制细胞内环腺苷酸（cAMP）降解来减轻炎症。

16. PDE-4抑制剂代表药物是**罗氟司特**。

17. COPD常用**祛痰药与黏液溶解剂**有盐酸氨溴索、

乙酰半胱氨酸、福多司坦、桉柠蒎等。

18. COPD稳定期患者的治疗目标是**缓解呼吸道症状**，提升运动耐力和改善健康状况；降低未来风险，包括预防疾病进展、防治急性加重、减少病死率。

19. 所有年龄≥65岁的患者推荐注射**肺炎链球菌疫苗**，包括13价肺炎链球菌结合疫苗（PCV 13）（我国尚未上市）和23价肺炎链球菌多糖疫苗（PPV 23）。

20. COPD稳定期患者进行长期家庭**氧疗**的具体指征：$PaO_2 \leq 55mmHg$或动脉血氧饱和度（SaO_2）≤88%，有或无高碳酸血症；PaO_2 55~60mmHg或SaO_2<89%，并有肺动脉高压、右心衰竭或红细胞增多症（血细胞比容>0.55）。

21. 长期氧疗一般是经鼻导管吸入氧气，**流量1.0~2.0L/min**，每日吸氧持续时间>15小时。

22. COPD急性加重的治疗目标是**尽量降低本次急性加重的不良影响**，预防未来急性加重的发生。

历年考题

【A型题】1. 患者，男，65岁，因咳嗽、咳大量脓痰、呼吸困难入院，诊断为慢性阻塞性肺病急性加重。该患者临床治疗不应选用的药物是（　　）

A. 乙酰半胱氨酸　　　　B. 氨溴索

C. 羧甲司坦   D. 右美沙芬

E. 溴己新

【考点提示】 D。慢性阻塞性肺病治疗药物：①支气管舒张剂；②糖皮质激素；③镇咳药：复方甲氧那明胶囊、复方甘草片；④祛痰药和黏痰调节剂：盐酸氨溴索、乙酰半胱氨酸、福多司坦、桉柠蒎等；⑤抗菌药物。患者咳大量浓痰，右美沙芬适用于干咳。

【A型题】 2. 患者，男，65岁，COPD 20余年。近1年因肺部感染、COPD急性加重先后住院4次。现再次出现咳黄痰，喘憋，FEV_1 25%。对于该患者使用抗菌药物治疗的建议，错误的是（　　）

A. 头孢他啶 + 左氧氟沙星

B. 头孢吡肟 + 环丙沙星

C. 亚胺培南 + 西司他汀

D. 头孢呋辛 + 阿奇霉素

E. 头孢哌酮舒巴坦 + 环丙沙星

【考点提示】 C。单纯性COPD急性加重期可选用大环内酯类（阿奇霉素、克拉霉素）、第一代或第二代头孢菌素（如头孢呋辛）等治疗。复杂性COPD无铜绿假单胞菌感染风险者可选用阿莫西林-克拉维酸，也可选用左氧氟沙星或莫西沙星口服或静脉治疗；有铜绿假单胞菌感染风险的患者如能口服则可选用环丙沙星或左氧氟沙星，需要静脉用药时可选择抗铜绿假单胞菌的β-内酰胺类或联合左氧氟沙星/环丙沙星。

第五节 肺结核

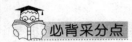
必背采分点

1. **肺结核**是结核病最主要的类型。

2. 结核病的病原菌为结核菌复合群，包括8个亚种，最常见、最重要的人致病菌是**结核分枝杆菌**；肺结核的人致病菌90%为结核分枝杆菌。

3. 结核病的传染源主要是**肺结核痰菌阳性的患者**。

4. **飞沫传播**是肺结核最重要的传播途径。

5. 咳嗽、咳痰2周以上或**咯血**是肺结核的常见可疑症状。

6. **X线胸片检查**是诊断肺结核的常规首选方法。

7. **结核菌素皮肤试验（TST）**用于判断是否存在结核菌感染，而非诊断结核病。

8. 皮内注射结核菌纯蛋白衍生物5IU，48~72小时观察皮肤硬结直径大小，**≥5mm**作为阳性判断标准，10~14mm为中度阳性，≥15mm或产生局部水疱为强阳性。

9. 肺结核的治疗包括化学治疗、手术治疗以及对症治疗等，其中**化学治疗**是核心。

10. 结核病化学治疗的基本原则是"**早期、规律、全程、适量、联合**"。

11. 治疗结核病的一线药物主要有四种：**异烟肼、利福平、吡嗪酰胺和乙胺丁醇**。

12. 二线抗结核药物：①**氟喹诺酮类**；②**注射用氨基糖苷类**，如阿米卡星、卡那霉素、链霉素；③**注射用或口服卷曲霉素**；④**乙硫异烟胺和丙硫异烟胺**；⑤**环丝氨酸和特立齐酮**；⑥**对氨基水杨酸**。

13. 初治活动性肺结核（含痰涂片阳性和阴性）通常选用**2HRZE/4HR**方案，即强化期使用异烟肼、利福平、吡嗪酰胺、乙胺丁醇，1次/日，共2个月；巩固期使用异烟肼、利福平，1次/日，共4个月。

14. 复治活动性肺结核（含痰涂片阳性和阴性）常用方案为**2HRZSE/6HRE，3HRZE/6HR，2HRZSE/1HRZE/5HRE**。

15. 少数发热不退者可应用小剂量**非甾体抗炎药**，如布洛芬。

16. 少量咯血时多以安慰和消除紧张情绪、**卧床休息**为主，可用氨基己酸、凝血酶、卡络磺钠等药物止血。

17. 肺结核药物治疗不良反应有**皮肤超敏反应和药**

物性肝损伤。

18. **SJS/TEN** 是严重的皮肤黏膜反应，以广泛的坏死和表皮脱落为特征，死亡率在 10% ~ 30% 之间。

19. **保肝治疗**是应用药物减轻肝细胞和组织损伤，促使受损肝细胞修复与再生，从而改善肝脏生化指标，恢复肝功能的治疗方法，是临床多种肝脏疾病（包括肝损伤）应用最广泛，也是 ATB – DILI 最重要的治疗环节。

20. **异烟肼**是 CYP2C9、CYP2C19 和 CYP2E1 的抑制剂，但对 CYP3A 家族的影响很小。

21. 利福平是 **CYP450** 的强诱导剂，包括 CYP3A 和 CYP2C 亚家族，占 CYP450 同工酶的 80% 以上。

22. 所有使用异烟肼的孕妇均应服用**维生素 B_6**（10 ~ 25mg/d），以防止胎儿神经毒性。

23. 一级预防：**新生儿接种卡介苗**是预防结核病的主要措施。

24. 二级预防：高危人群使用**预防性抗结核治疗**可降低肺结核发病率。

25. 三级预防：直接面视下**短程督导治疗**。

历年考题

【B 型题】（1 ~ 2 题共用备选答案）

A. 异烟肼　　　　　　　B. 利福平

C. 乙胺丁醇　　　　　　D. 吡嗪酰胺

E. 对氨基水杨酸

1. 患者，男，40岁，因肺结核使用抗结核药后，四肢出现针刺感，导致这种症状的药物是（　　）

2. 患者平日佩戴隐形眼镜，使用抗结核药后，导致患者隐形眼镜染色的药物是（　　）

【考点提示】A、B。异烟肼可发生周围神经病（肌肉痉挛、四肢感觉异常、视神经炎、视神经萎缩等），尤其是嗜酒、糖尿病、肾脏疾病、营养不良的患者。有癫痫、嗜酒、精神病史者慎用。利福平常见不良反应有消化道症状（恶心、呕吐、食欲不振等），肝功能受损。服药后排泄物呈橘红色。

【X型题】3. 患者，男，9岁，因午后低热、乏力、盗汗就诊，诊断为肺结核，可选用的药物有（　　）

A. 乙胺丁醇　　　　　　B. 异烟肼

C. 利福平　　　　　　　D. 左氧氟沙星

E. 对氨基水杨酸

【考点提示】BCE。①抗结核药物：异烟肼、利福平、利福喷汀、乙胺丁醇、对氨基水杨酸、吡嗪酰胺、链霉素。②乙胺丁醇不宜用于13岁以下小儿，左氧氟沙星18岁以下禁用。

第七章 心血管系统常见疾病

第一节 高血压

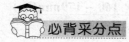

1. **预防脑卒中**是我国治疗高血压的重要目标。

2. 高血压的危险因素包括**遗传因素、高龄以及多种不良生活方式**等。

3. 正确的**血压测量**是评估血压水平、诊断高血压以及观察降压疗效的根本手段和方法。

4. 家庭血压监测（HBPM）测量方案：建议每天**早晨和晚上**测量血压，每次测 2~3 遍，取平均值；建议连续测量家庭血压 7 天，取后 6 天血压平均值。血压控制平稳且达标者，可每周自测 1~2 天血压，于早、晚固定时间各测 1 次。

5. 高血压定义：在未使用降压药物的情况下，非同日 3 次测量诊室血压，**收缩压（SBP）≥140mmHg 和**

（或）舒张压（DBP）≥ **90mmHg**。其中 SBP≥140mmHg 和 DBP<90mmHg 为单纯收缩期高血压。

6. 按照<u>动态血压监测</u>的高血压诊断标准：平均 SBP/DBP 24 小时≥130/80mmHg；白天≥135/85mmHg；夜间≥120/70mmHg。

7. 按照 **HBPM** 的高血压诊断标准：SBP/DBP≥135/85mmHg，与诊室血压的 140/90mmHg 相对应。

8. 根据血压升高水平，又进一步将高血压分为**1级（SBP 140～159mmHg）、2级（SBP 160～179mmHg）和3级（SBP≥180mmHg）**。

9. 高血压并发症：**心（高血压性心脏病）、肾（慢性肾衰竭）、大血管（冠心病、脑血栓）、眼底（视网膜病变）、脑（脑卒中）**。

10. 对于老年高血压患者，建议控制在 <u><150/90mmHg</u>；老年收缩期高血压患者，收缩压控制于 150mmHg 以下，如果能够耐受可降至 140mmHg 以下。

11. 降压药物应用基本原则：①**起始剂量宜小**；②优先选择长效降压药物；③联合治疗；④个体化治疗。

12. 常用降压药物包括**钙通道阻滞剂（CCB）、血管紧张素转换酶抑制剂（ACEI）、血管紧张素Ⅱ受体阻断剂（ARB）、利尿剂和β受体阻断剂**五类，以及由上述药物组成的固定配比复方制剂。

13. 钙通道阻滞剂（CCB）包括二氢吡啶类 CCB 和非二氢吡啶类 CCB（**维拉帕米和地尔硫䓬**）。

14. 用于控制血压的利尿剂主要是噻嗪类利尿剂，如**氢氯噻嗪、苄氟噻嗪、氯噻酮和吲达帕胺**等。

15. 长期应用 $β_1$ 受体阻断剂者突然停药可发生**反跳现象**，不能突然停用。

16. **联合应用降压药物**已成为降压治疗的基本方法。

17. **单片复方制剂或固定剂量复方制剂**是常用的一组高血压联合治疗药物。

18. 《中国成人血脂异常防治指南（2016 年修订版）》首次明确了中国动脉粥样硬化性心血管疾病（ASCVD）一级预防人群的理想血脂控制水平为 **LDL – C < 2.6mmol/L**（或非 HDL – C < 3.4mmol/L）。

19. 抗血小板治疗：可用小剂量**阿司匹林**（75 ~ 150mg/d）进行一级预防。阿司匹林不能耐受者可应用氯吡格雷（75mg/d）代替。

20. 老年高血压治疗的主要目标是 **SBP 达标**。

21. 急性缺血性脑卒中准备溶栓者，血压应控制在 **<180/110mmHg**。选用拉贝洛尔、尼卡地平等静脉降压药物。

22. 各种慢性肾脏病（CKD）导致的高血压，称之为肾性高血压，主要分为**肾血管性高血压和肾实质性高血压**。

23. CKD 合并高血压患者**SBP≥140mmHg 或 DBP≥90mmHg** 时开始药物降压治疗。

24. CKD 患者的降压药物应用原则：**ACEI、ARB、CCB、α 受体阻断剂、β 受体阻断剂、利尿剂**都可以作为初始选择药物。

25. 高血压合并糖尿病首先考虑使用**ACEI 或 ARB**；如需联合用药，应以 ACEI 或 ARB 为基础，加用利尿剂或二氢吡啶类 CCB；合并心绞痛者可加用 β 受体阻断剂。

26. 糖尿病合并高尿酸血症的患者慎用**噻嗪类**利尿剂。

27. 在没有医生建议的情况下，**不能随意停止服药**或改变用药剂量与服药频率。

28. 钠盐可显著升高血压并增加高血压的发病风险，适度**减少钠盐摄入**可有效降低血压。

历年考题

【A 型题】1. 为避免服用特拉唑嗪时发生"首剂现象"，应注意首次日剂量不宜超过（　　）

　　A. 1mg　　　　　　　　B. 2mg

C. 4mg D. 8mg
E. 16mg

【考点提示】A。α-受体阻断剂特拉唑嗪对严重肝、肾功能不全者慎用;为避免发生"首剂现象",首剂剂量一日不宜超过1mg,且最好在睡前服用。

【A型题】2. 患者,男,53岁,近日体检发现高血压,血压170/95mmHg,化验显示肝肾功能正常,血尿酸535mmol/L。该患者不宜选用的降压药是( )

A. 氨氯地平 B. 依那普利
C. 特拉唑嗪 D. 氢氯噻嗪
E. 氯沙坦钾

【考点提示】D。氢氯噻嗪干扰肾小管排泄尿酸,少数可诱发痛风发作。

【B型题】(3~5题共用备选答案)

A. β受体阻断剂
B. 噻嗪类利尿剂
C. α受体阻断剂
D. 二氢吡啶类钙通道阻滞剂
E. 血管紧张素转换酶抑制剂

3. 高血压合并糖尿病患者,若无禁忌证,首选的降压药物是( )

4. 高血压合并前列腺增生患者,若血压控制欠佳,

建议加用的药物是（　　）

5. 高血压合并糖尿病患者，为避免掩盖低血糖症状，应慎用的药物是（　　）

【考点提示】E、C、A。高血压合并糖尿病首先考虑使用 ACEI 或 ARB；如需联合用药，应以 ACEI 或 ARB 为基础，加用利尿剂或二氢吡啶类 CCB；合并心绞痛者可加用 β 受体阻断剂。反复低血糖发作者，慎用 β 受体阻断剂，以免掩盖低血糖症状。有前列腺肥大且血压控制不佳的患者可使用 α 受体阻断剂。α 受体阻断剂可用作伴良性前列腺增生症或难治性高血压患者的辅助用药，但高龄以及有体位性血压变化的老年人在使用时应当注意直立性低血压的问题。

【C 型题】（6~8 题共用题干）

患者，男，64 岁，身高 174cm，体重 92kg。既往有高血压、高脂血症及心肌梗死病史，今日因反复胸闷就诊，临床处方，阿司匹林肠溶片、辛伐他汀片、特拉唑嗪片、氨氯地平片、曲美他嗪片、单硝酸异山梨酯注射液进行治疗。

6. 该患者使用的药物中有协调降压作用的药物是（　　）

A. 特拉唑嗪片、氨氯地平片、阿司匹林肠溶片

B. 特拉唑嗪片、氨氯地平片、单硝酸异山梨酯

注射液

C. 特拉唑嗪片、氨氯地平片、辛伐他汀片

D. 特拉唑嗪片、辛伐他汀片、阿司匹林肠溶片

E. 氨氯地平片、曲美他嗪片、单硝酸异山梨酯注射液

7. 该患者用药中,在首次用药、剂量增加或停药后重新用药时,应让患者平卧,以免发生眩晕而跌倒的药物是(　　)

A. 氨氯地平片　　　　B. 曲美他嗪片

C. 阿司匹林肠溶片　　D. 特拉唑嗪片

E. 辛伐他汀片

8. 关于本病例隔离用药指导意见的说法,错误的是(　　)

A. 应注意监护血压变化,防止血压过度降低

B. 患者使用抗血小板聚集药物时,应注意预防出血

C. 单硝酸异山梨酯能扩张血管引起头痛,即使可耐受也必须停药

D. 出现弥漫性肌痛或乏力,同时伴全身不适时,应及时就医

E. 口服阿司匹林肠溶片不要嚼碎服用或掰开服用

【考点提示】 B、D、C。可引起体位性低血压的药物如特拉唑嗪、多沙唑嗪等,服用后,患者由卧位坐起,或由坐位站起等从低位向高位的转换动作时均应缓慢,动作不能突然。单硝酸异山梨酯为内皮依赖性血管扩张剂,能减少心肌需氧和改善心肌灌注,从而减低心绞痛发作的频率和程度,增加运动耐量。每天用药时应注意给予足够的无药间期,以减少耐药性的发生。不良反应包括头痛、面色潮红、心率反射性加快和低血压等。

【X型题】 9. 服用后易致体位性低血压的药品有( )

A. 肾上腺素 B. 特拉唑嗪

C. 地塞米松 D. 多沙唑嗪

E. 利血平

【考点提示】 BDE。α受体阻断剂哌唑嗪、布那唑嗪、多沙唑嗪、特拉唑嗪、乌拉地尔等,以及利血平,硝普钠可引起体位性低血压;糖皮质激素可引起高血压。

第二节 冠状动脉粥样硬化性心脏病

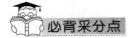

1. 冠状动脉粥样硬化性心脏病指冠状动脉发生粥样

硬化引起管腔狭窄或闭塞，导致心肌缺血、缺氧或坏死而引起的心脏病，简称冠心病（CHD），归属为**缺血性心脏病**，是动脉粥样硬化导致器官病变的最常见类型。

2. 慢性心肌缺血综合征又被称为稳定型冠心病，包括隐匿型冠心病、稳定型心绞痛及缺血性心肌病等；其中最具代表性的类型是**稳定型心绞痛**。

3. 稳定型心绞痛也称**劳力性心绞痛**，是在冠状动脉固定性严重狭窄的基础上，由于心肌负荷的增加引起心肌急剧性、暂时性缺血与缺氧的临床综合征。

4. 稳定型心绞痛一般持续**数分钟至10余分钟**，多为3~5分钟，很少超过30分钟。

5. 使用**短效硝酸甘油**缓解和预防心绞痛急性发作。

6. 使用**β受体阻断剂**并逐步增加至最大耐受剂量，剂型和剂量应能持续24小时抗心肌缺血。

7. **硝酸酯类**药物是首选抗心肌缺血的血管扩张剂。

8. 舌下含服**硝酸甘油**可作为心绞痛发作时缓解症状用药，每次0.25~0.5mg，每5分钟含服1次，直至症状缓解，15分钟内含服最大剂量不超过1.5mg。

9. 为减少耐药性的发生，长期使用硝酸酯类药物应该采用**偏心给药**的方法，保证每天8~12小时的无硝酸酯或低硝酸酯浓度时间。

10. **长效硝苯地平**适于联合β受体阻断剂用于伴有

高血压的心绞痛患者。

11. **尼可地尔**治疗稳定型心绞痛常用剂量为 6mg/d，分 3 次口服。

12. 冠心病二级预防时，**阿司匹林肠溶片**的最佳剂量范围为 75～150mg/d。

13. 急性冠状动脉综合征（ACS）主要包括**不稳定型心绞痛（UA）、非 ST 段抬高型心肌梗死（NSTEMI）以及 ST 段抬高型心肌梗死（STEMI）**。

14. UA/NSTEMI 患者胸部不适的性质与典型的稳定型心绞痛相似，但通常**程度更重；持续时间更长**，可达数十分钟，甚至更长；胸痛在休息时也可发生。

15. 发生疑似急性缺血性胸痛症状时应立即停止活动，**卧床休息**，保持环境安静，消除紧张情绪，并尽早向急救中心呼救。无禁忌证的 ACS 患者应立即舌下含服硝酸甘油。

16. 无论基线血脂水平如何，UA/NSTEMI 患者均应尽早（24 小时内）开始他汀类药物治疗，LDL－C 目标值**≤1.8mmol/L**。

17. 治疗 ACS 常用的口服硝酸酯类药物包括**硝酸异山梨酯和 5－单硝酸异山梨酯**。

18. UA/NSTEMI 患者应尽早（24 小时内）使用 β 受体阻断剂。建议选择具有心脏 $β_1$ 受体选择性的**美托洛**

尔和比索洛尔。

19. **抗凝药物**常规应用于中危至高危的 UA/NSTEMI 患者。①普通肝素。②低分子肝素。③磺达肝癸钠。④比伐卢定。

20. 在正常人群中<u>预防冠心病的发生</u>属于一级预防；已有冠心病患者还应预防再发心绞痛、心肌梗死和其他心血管不良事件，称之为二级预防。

21. "**ABCDE 方案**"对于指导冠心病二级预防有所帮助："A"指阿司匹林和 ACEI，"B"指 β 受体阻断剂和血压控制，"C"指控制胆固醇和戒烟，"D"指控制饮食和糖尿病，"E"指健康教育和运动。

历年考题

【A 型题】1. 患者，男，70 岁。两周前因缺血性脑卒中入院治疗，经积极治疗，病情显著缓解后出院，目前无其他伴随疾病，为进行心脑血管事件的二级预防，应首选的药物是（　　）

A. 肝素　　　　　　　B. 氯吡格雷
C. 阿司匹林　　　　　D. 利伐沙班
E. 噻氯匹啶

【考点提示】C。ABCDE 方案对于指导二级预防有帮助，A 指阿司匹林和 ACEI，B 指 β 受体阻断剂，C 指控制胆固醇和戒烟,D 指控制饮食和糖尿病,E 指健康教育和运动。

【A 型题】2. 冠状动脉粥样硬化心脏病的患者,如没有用药禁忌证,欲服用阿司匹林作为一级预防,最佳剂量范围是(　　)

　　A. 25～50mg/d　　　　B. 25～75mg/d
　　C. 75～150mg/d　　　D. 150～300mg/d
　　E. 300～500mg/d

【考点提示】D。推荐剂量阿司匹林 150～300mg/d,4 周后改为预防剂量 75～150mg/d。

【A 型题】3. 关于 β 受体阻断剂用于冠状动脉粥样硬化性心脏病治疗的说法,错误的是(　　)

　　A. 可减少心绞痛发作,提高运动耐量
　　B. 应作为稳定型心绞痛的初始治疗药物
　　C. 使用剂量应个体化
　　D. 是变异型心绞痛的首选治疗药物
　　E. 支气管哮喘急性发作期禁用

【考点提示】D。无固定狭窄的冠状动脉痉挛造成的缺血,如变异型心绞痛,不宜使用 β 受体阻断剂,CCB 是首选药物。

第三节　血脂异常

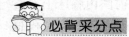

必背采分点

1. 血脂异常通常指血浆中<u>**胆固醇和（或）三酰甘油（TG）**</u>升高，也包括高密度脂蛋白胆固醇降低。

2. 血脂异常实际上表现为<u>**脂蛋白异常**</u>。

3. 血脂是血清中的<u>**胆固醇、三酰甘油（TG）和类脂（如磷脂）**</u>等的总称，与临床密切相关的血脂主要是胆固醇和TG。

4. 动脉粥样硬化的病理实质是一种慢性炎症性反应，<u>**LDL**</u>很可能是这种慢性炎症的始动和维持因素。

5. 临床血脂检测的基本项目包括<u>**总胆固醇（TC）、TG、LDL－C和HDL－C**</u>。

6. 符合如下条件之一者直接列为<u>**高危人群**</u>：①LDL－C≥4.9mmol/L；②1.8mmol/L≤LDL－C＜4.9mmol/L且年龄在40岁及以上的糖尿病患者。

7. 血脂异常的治疗宗旨是防控<u>**ASCVD**</u>，降低缺血性脑卒中或冠心病所致死亡等心脑血管事件发生的危险。

8. 以<u>**降低LDL－C水平**</u>作为防控ASCVD危险的首

要干预靶点,非 HDL – C 控制可作为次要干预靶点。

9. 主要降低胆固醇的药物包括<u>他汀类、**PCSK9** 抑制剂、胆固醇吸收抑制剂、普罗布考、胆酸螯合剂</u>等。

10. 降低胆固醇他汀类药物,目前国内临床上有<u>洛伐他汀、辛伐他汀、普伐他汀、氟伐他汀、阿托伐他汀、瑞舒伐他汀和匹伐他汀</u>。

11. 不同种类与剂量的他汀类降低胆固醇幅度有较大差别;但任何一种他汀类剂量倍增时,LDL – C 进一步降低幅度仅约 6%,即所谓"<u>他汀类降脂疗效'6'效应</u>"。

12. <u>普罗布考</u>主要用于高胆固醇血症,尤其是纯合子型家族性高胆固醇血症(HoFH)及黄色瘤患者。常用剂量为每次 0.5g,bid。

13. <u>胆酸螯合剂</u>考来烯胺每次 5g,tid;考来替泊每次 5g,tid;考来维仑每次 1.875g,bid。与他汀类联用,可明显提高调脂疗效。

14. 主要降低 TG 的药物包括<u>贝特类、烟酸类和高纯度鱼油制剂</u>。

15. 常用的<u>贝特类</u>药物:非诺贝特片每次 0.1g,tid;微粒型非诺贝特每次 0.2g,qd;吉非罗齐每次 0.6g,bid;苯扎贝特每次 0.2g,tid。

16. <u>调脂药物联合应用</u>是血脂异常干预措施的趋势,

能提高血脂控制达标率,降低不良反应发生率。

17. 他汀类药物禁忌与**吉非罗齐(吉非贝齐)**合用。

18. 40 岁及以上糖尿病患者(ASCVD 高危人群)血清 LDL－C 水平应控制在**2.6mmol/L 以下**,保持 HDL－C 目标值在 1.0mmol/L 以上。

19. 代谢综合征患者血脂控制目标是**LDL－C < 2.6mmol/L、TG < 1.7mmol/L、HDL － C ≥ 1.0mmol/L**。

20. 洛伐他汀、辛伐他汀、普伐他汀、氟伐他汀等短半衰期的他汀类药物建议在晚间或**睡前**服用。

21. 长半衰期的阿托伐他汀与瑞舒伐他汀可在每日任何**固定时间**服用。

22. **饮食治疗和生活方式改善**是治疗血脂异常的基础措施。

历年考题

【A 型题】1. 患者,女,59 岁,一月前患胃溃疡,近日查体发现血脂异常,化验结果:TC 7.2mmol/L,TG 1.7mmol/L,LDL－C 4.3mmol/L,ALT 56U/L,AST 80U/L。该患者首选的调脂药是(　　)

A. 非诺贝特片　　B. 阿托伐他汀钙片

C. 普罗布考片　　　　　D. 阿昔莫司胶囊

E. 烟酸缓释胶囊

【考点提示】B。总胆固醇（TC）正常参考范围<5.2mmol/L。三酰甘油（TG）正常参考范围0.56~1.70mmol/L。TC升高，首选他汀类；其他情况均首选贝丁酸类。

【C型题】（2~4题共用题干）

患者，女，51岁，体检时发现血压160/105mmHg，糖耐量试验餐后2小时血糖为9.56mmol/L（参考值范围<7.8mmol/L），甘油三酯1.2mmol/L（参考值范围0.56~1.70mmol/L），总胆固醇6.26mmol/L（参考值范围<5.2mmol/L），低密度脂蛋白胆固醇4.85mmol/L（参考值范围2.1~3.1mmol/L），高密度脂蛋白胆固醇为20mmol/L（参考值范围1.2~6.5mmol/L），肌酐60μmol/L（参考值范围45~84μmol/L）。蛋白尿：++。临床诊断为高血压、高脂血症、糖耐量异常。

2. 该患者宜选用的抗高血压药是（　　）

A. 氢氯噻嗪　　　　　B. 复方利血平

C. 依那普利　　　　　D. 特拉唑嗪

E. 螺内酯

【考点提示】C。ACEI单用降压作用明确，对糖脂代谢无不良影响。限盐或加用利尿剂可增加ACEI的降压效应。尤其适用于伴慢性心力衰竭、心肌梗死后伴心功能不全、糖尿病肾病、非糖尿病肾病、代谢综合征、蛋白尿或微量白蛋白尿患者。

3. 该患者首选的调节血脂药是（　　）

　　A. 依折麦布　　　　B. 普罗布考
　　C. 非诺贝特　　　　D. 阿托伐他汀
　　E. 多烯酸乙酯

【考点提示】D。他汀类主要降低血清TC和LDL-C，也在一定程度上降低TG，轻度升高HDL-C水平。适应证为高胆固醇血症和以胆固醇升高为主的混合型高脂血症。

4. 应告知患者用药过程中可能出现的不良反应是（　　）

　　A. 踝关节水肿　　　B. 牙龈出血
　　C. 心悸　　　　　　D. 便血
　　E. 干咳

【考点提示】E。最常见不良反应为持续性干咳，多见于用药初期，症状较轻者可坚持服药，不能耐受者可改用ARB。其他不良反应有低血压、皮疹，偶见血管神经性水肿及味觉障碍。ACEI及ARB类药物与留钾利尿剂、补钾剂、含钾替代盐合用及有肾功能损害者，可能出现高钾血症。长期应用有可能导致血钾升高，应定期

药学综合知识与技能

监测血钾和血肌酐水平。禁忌证为双侧肾动脉狭窄、高钾血症及妊娠期妇女。

5. 对该患者健康教育的说法，错误的是（　　）

A. 控制体重　　　　　　B. 不必限盐

C. 适当运动　　　　　　D. 减少脂肪摄入

E. 戒烟限酒

【考点提示】B。限盐摄入。膳食中约 80% 钠盐来自烹调用盐和各种腌制品，所以应减少烹调用盐，每人每日食盐量不超过 6g。

第四节　心力衰竭

必背采分点

1. 根据心力衰竭发生的时间、速度，分为**慢性心力衰竭和急性心力衰竭**。

2. 左心衰竭以**肺循环淤血及心排血量降低**为主。

3. 右心衰竭以**体循环淤血**为主。

4. **高血压**是心力衰竭最常见、最重要的危险因素。

5. 糖尿病是心力衰竭发生的**独立危险因素**。

6. 左心衰竭治疗目标是**改善临床症状和生活质量**，预防或逆转心脏重构，减少再住院，降低死亡率。

7. 限钠（<3g/d）有助于控制美国纽约心脏病学会（NYHA）**心功能Ⅲ~Ⅳ级**心力衰竭患者的淤血症状和体征。

8. **ACEI（或 ARB）、β 受体阻断剂和醛固酮受体阻断剂**曾经被称为心力衰竭治疗的"金三角"。

9. **利尿剂**是心力衰竭治疗中改善症状的基石，是心力衰竭治疗中唯一能够控制体液潴留的药物，但不能作为单一治疗，一般用于慢性心力衰竭急性发作和明显体液潴留时。

10. **强心苷类**正性肌力药可显著缓解轻至中度收缩性心力衰竭患者的临床症状，改善生活质量，提高运动耐量，降低住院率。

11. 有明显液体潴留的患者，首选**袢利尿剂**，呋塞米的剂量与效应呈线性关系。

12. 应用**ACEI 或 ARB** 抑制 RAAS，联合应用 β 受体阻断剂及在特定患者中应用醛固酮受体阻断剂的治疗策略，以降低心力衰竭的发病率和死亡率。

13. 目前血管紧张素受体-脑啡肽酶抑制剂（ARNI）代表药物是**沙库巴曲缬沙坦**。

14. 临床试验已证实慢性心力衰竭患者长期应用**β 受体阻断剂（琥珀酸美托洛尔、比索洛尔及卡维地洛）**能改善症状和生活质量，降低死亡、住院、猝死风险。

15. **螺内酯**初始剂量10~20mg，1次/日，至少观察2周后再加量；目标剂量20~40mg，1次/日。

16. 通常醛固酮受体阻断剂应与**袢利尿剂**合用。

17. **伊伐布雷定**起始剂量2.5mg，2次/日，治疗2周后，根据静息心率调整剂量，每次剂量增加2.5mg，使患者的静息心率控制在60次/分左右；最大剂量7.5mg，2次/日。

18. **地高辛** 0.125~0.25mg/d；老年人、肾功能受损者、低体重患者可0.125mg，每天或隔天1次。应监测地高辛血药浓度，建议维持在0.5~0.9μg/L。

19. 如无禁忌，心力衰竭患者应当坚持**长期足量**使用ACEI/ARB/ARNI、β受体阻断剂和醛固酮受体阻断剂。

20. 强心苷类中毒最重要的表现就是**心律失常**，快速型房性心律失常伴传导阻滞是强心苷类中毒的特征性表现。

21. 严重心力衰竭患者控制饮水量在**1.5~2.0L/d**，对于中至重度低钠血症（血钠<130mmol/L）患者水摄入量应<2L/d。

历年考题

【A型题】1. 下列治疗心力衰竭的药物中，不能延

缓心肌重构的是（　　）

A. 依那普利　　　B. 呋塞米
C. 坎地沙坦　　　D. 美托洛尔
E. 螺内酯

【考点提示】B。心力衰竭发生和发展的主要机制是心肌重构。心肌重构驱动力来自神经-内分泌系统和细胞因子，尤其是肾素-血管紧张素-醛固酮系统（RAAS）和交感神经系统的过度激活。这种激活在初期只是一种病理生理学的代偿机制，能增强受损心脏的心肌收缩力、改善心脏功能，但长期持续的过度激活则会导致心肌重构和心力衰竭。因此抑制RAAS（ACEI/ARB和螺内酯）、抑制交感神经系统的过度激活（β_1受体阻断剂），即可抑制心肌纤维化和心肌重构，因此ACEI（或ARB）、β受体阻断剂和醛固酮受体阻断剂曾经被称为心力衰竭治疗的"金三角"。

【B型题】（2~4题共用备选答案）

A. 胺碘酮　　　　B. 氟桂利嗪
C. 硝酸异山梨酯　D. 呋塞米
E. 氨氯地平

2. 患者，女，48岁，因反复心悸就诊，心电图示心房颤动，拟施行药物转复，应选用的药物是（　　）

3. 患者，男，65岁，因头痛、头晕就诊，查体：

血压170/95mmHg，心律齐。诊断为高血压，应选用的药物是（　　）

4. 患者，女，80岁，高血压病史28年，近日自觉憋气，昨夜出现呼吸困难，不能平躺，喘憋，咳粉红色泡沫样痰，诊断为心力衰竭，应选用的药物是（　　）

【考点提示】A、E、D。转复并维持窦性心律：①转复房颤的药物（复律）——胺碘酮、普罗帕酮、多非利特、依布利特；②维持窦律的药物——胺碘酮、普罗帕酮、多非利特、索他洛尔等。降压药物——钙通道阻滞剂：二氢吡啶类（氨氯地平、硝苯地平）；非二氢吡啶类（维拉帕米、地尔硫䓬）。氨氯地平适用于老年性高血压。心力衰竭药物——利尿剂：①袢利尿剂为首选，呋塞米轻度、重度都可选用。②噻嗪类利尿剂，氢氯噻嗪轻度心力衰竭可首选。③保钾利尿剂，螺内酯、氨苯蝶啶、阿米洛利。

第五节　心房颤动

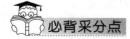

1. 房颤可致**心室律（率）紊乱、心功能受损和心房附壁血栓**形成。

2. 按照房颤发作的频率和持续时间进行分类，有助于指导房颤的临床管理，一般分为**阵发性房颤、持续性房颤、长程持续性房颤、永久性房颤**4类。

3. **心悸、乏力、胸闷、运动耐量下降**是房颤最常见的临床症状。

4. 房颤并发左心房附壁血栓易引起动脉栓塞，其中以**脑栓塞**最常见，是本病致残和致死的重要原因。

5. **心室率控制和节律控制**是改善房颤患者症状的两项主要治疗措施，心室率控制也是房颤治疗的基本目标之一，可明显改善房颤相关症状；而节律控制是尝试恢复并且维持窦性心律。

6. 预防血栓栓塞事件，特别是**缺血性脑卒中和TIA**，是房颤治疗策略的重要环节。

7. 在血栓栓塞危险较高的房颤患者中应用**华法林**或新型口服抗凝药物抗凝，可明显减少血栓栓塞事件。

8. **CHA_2DS_2-VASc评分**对卒中患者具有较好的血栓栓塞预测价值，更能准确地预测中国患者的血栓栓塞事件。

9. **HAS-BLED评分**有助于评价房颤患者抗凝治疗的出血风险。评分≤2分为出血低风险者，评分≥3分时提示出血风险增高。

10. **普通肝素或低分子肝素**为静脉和皮下用药，一般用于华法林开始前或停用华法林期间的短期替代抗凝治疗。

11. 华法林抗凝治疗的稳定性常用 INR 在治疗目标范围内的总时间百分比（TTR）表示，一般情况下应尽量使 **TTR>65%**。

12. **NOAC** 可特异性阻断凝血"瀑布"某一关键环节，在保证抗凝疗效的同时显著降低出血风险，包括直接凝血酶抑制剂达比加群酯、Xa因子抑制剂利伐沙班与阿哌沙班。

13. CHA_2DS_2-VASc 评分≥2分的男性或≥3分的女性房颤患者应**长期接受抗凝治疗**。

14. 对于冠状动脉支架植入的房颤患者，如有服用抗凝药物指征，不论支架类型，应考虑进行1个月的**阿司匹林、氯吡格雷和口服抗凝药物**三联治疗；其后应用氯吡格雷与口服抗凝药物联合治疗。在冠心病稳定期（心肌梗死或 PCI 后1年），可单用华法林或 NOAC 治疗。

15. 停用口服抗凝药物，代之以皮下或静脉抗凝药物（普通肝素、低分子肝素等）的治疗方法称为**桥接**。

16. 围手术期中断华法林的时间主要取决于手术的要求和患者当前的 INR，所有患者应在**术前5~7天**测定 INR。若手术要求 INR 完全在正常范围，当 INR 在1.5~1.9时，术前停用华法林3~4天；当 INR 在2.0~3.0或

INR >3.0 时，术前停用华法林至少 5 天。

17. 术后桥接治疗的**终点**是重启华法林治疗并达 INR 目标范围。

18. 服用华法林中度出血者可给予**维生素 K_1**（1~10mg）静脉注射。

19. **心室率控制**是目前房颤管理的主要策略，也是房颤治疗的基本目标之一，通常可明显改善房颤相关症状。

20. 控制心室率的药物包括**β 受体阻断剂、非二氢吡啶类 CCB、强心苷类药、胺碘酮**。

21. **节律控制**是指尝试恢复并且维持窦性心律，即在适当抗凝和心室率控制的基础上进行包括心脏复律、抗心律失常药物治疗和（或）导管射频消融治疗。

22. 房颤转复为窦性心律的方式有**自动复律、药物复律、电复律及导管消融**。

23. 抗心律失常药物转复窦性心律目前主要是**Ic类**（氟卡尼、普罗帕酮）和**Ⅲ类**（胺碘酮、伊布利特、多非利特、维纳卡兰）抗心律失常药物。

24. 复律后窦性心律的维持：**胺碘酮、氟卡尼与普罗帕酮、索他洛尔**。

25. **掌握药物剂量，按时服药**。假如忘服 1 次华法林，如当日记起则即时补服；如第二天才想起，则无须

药学综合知识与技能

补服，只需服用常规剂量。

历年考题

【A型题】1. 在房颤治疗中，关于控制心室率常用药物用法用量的说法错误的是（　　）

　　A. 比索洛尔片，每次5mg，每日2次，口服
　　B. 酒石酸美托洛尔片，每次25mg，每日2次，口服
　　C. 琥珀酸美托洛尔缓释片，每次47.5mg，每日1次，口服
　　D. 卡维地洛片，每次25mg，每日2次，口服
　　E. 胺碘酮胶囊，每次100mg，每日1次，口服

【考点提示】A。比索洛尔，2.5~10mg，每日1次，口服。

【A型题】2. 患者，男，78岁，因心房颤动服用华法林治疗2年余。后因真菌感染使用氟康唑，用药后INR升高并出现咳血症状。出现该症状的主要原因是（　　）

　　A. 氟康唑抑制华法林的肾脏排泄，导致华法林血药浓度升高
　　B. 氟康唑具有较强的血浆蛋白结合力，导致血中游离的华法林浓度升高

C. 氟康唑可增加华法林的吸收，导致华法林血药浓度升高

D. 氟康唑可抑制 CYP2C9，导致华法林血药浓度升高

E. 氟康唑可抑制 CYP3A4，导致华法林血药浓度升高

【考点提示】D。氟康唑是肝药酶 CYP2C9 的抑制剂，华法林也是通过 CYP2C9 所代谢，所以会导致华法林血药浓度升高。

第六节　深静脉血栓形成

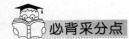

1. 深静脉血栓形成（DVT）是指血液在深静脉内不正常凝结引起的静脉回流障碍性疾病，常发生于下肢；血栓脱落可引起**肺栓塞**（PE）。

2. 根据发病时间，DVT 分为急性期、亚急性期和慢性期。急性期是指发病 **14 日以内**；亚急性期是指发病 15~30 日；发病 30 日以后进入慢性期。

3. 严重的下肢 DVT 患者可出现"**股青肿**"。

4. **抗凝**是 DVT 的基本治疗，可抑制血栓蔓延。

5. 治疗 DVT 的抗凝药物有**普通肝素、低分子肝素、维生素 K 拮抗剂和 NOAC**。

6. **普通肝素**起始剂量为 80~100U/kg 静脉注射，之后以 10~20U/（kg·h）静脉泵入，以后每 4~6 小时根据活化部分凝血活酶时间再行调整，使其延长至正常对照值的 1.5~2.5 倍。

7. 当血小板计数 $< 50 \times 10^9/L$ 或有明显临床症状时，须立即停用肝素，改为**非肝素抗凝药物**（如阿加曲班、利伐沙班等）治疗。

8. 维生素 K 拮抗剂如**华法林**是长期抗凝治疗的主要口服药物，效果评估需监测 INR。

9. **利伐沙班**推荐用法：前 3 周 15mg，每日两次；维持剂量为 20mg，每日一次。

10. 溶栓药物**尿激酶**最常用，一般首剂 4000U/kg，30 分钟内静脉注射；继以 60~120 万 U/d，维持 72~96 小时，必要时延长至 5~7 日。

11. 新型溶栓药物包括**瑞替普酶、替奈普酶**等，溶栓效果好，单次给药有效，使用方便，不需调整剂量，且半衰期长。

12. 溶栓方法包括**导管接触性溶栓（CDT）和系统性溶栓**。

13. 溶栓治疗最常见的并发症是**出血**。

14. **继发肺栓塞（PE）**是溶栓最严重的并发症。

15. 由于手术或一过性非手术因素所引起的腿部近端或腿部孤立性远端 DVT 或 PE 患者，推荐抗凝治疗**3个月**。

16. 无诱因的首次近端 DVT 或 PE 患者，伴有低至中度出血风险，建议**延长抗凝治疗**；有高度出血风险者，推荐抗凝治疗 3 个月。

17. 开始使用华法林时需要**每周 2~3 次**监测 INR，稳定后每个月监测 1 次。

18. 使用普通肝素或低分子肝素抗凝治疗时，宜选择**皮下注射**，应避免肌内注射，以防止形成血肿。

历年考题

【A 型题】1. 患者，男，78 岁，实施右侧髋关节置换术，术后第 10 日，患侧下肢出现肿胀、疼痛，诊断为深静脉血栓。该患者应选用的药物是（　　）

A. 阿司匹林　　　　B. 血凝酶

C. 氯吡格雷　　　　D. 依诺肝素

E. 替格瑞洛

【考点提示】D。治疗 DVT 的主要目的是预防肺栓塞：①卧床。②抗凝治疗：抗凝药物有普通肝素、低分子肝素、维生素 K 拮抗剂和 NOAC。③溶栓治疗：尿激酶最常用。④手术。⑤预防。

药学综合知识与技能

【B 型题】（2～3 题共用备选答案）

A. ALT   B. APTT

C. INR   D. RBC

E. WBC

2. 服用华法林期间应进行监测的指标是（　　）

3. 使用肝素静脉滴注期间需监测的指标是（　　）

【考点提示】C、B。目前 INR 测定主要用于维生素 K 拮抗剂（如华法林）抗凝效果的监测。使用肝素静脉滴注期间需要监测活化部分凝血活酶时间（APTT）。

第八章 神经精神系统常见疾病

第一节 缺血性脑血管病

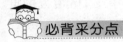 必背采分点

1. 在全球十大死亡原因中**心脑血管病**占首位,每10名死者中有1位死于心脑血管病,其中缺血性心脏病约占60%、脑血管病约占40%。

2. **缺血性脑卒中和短暂性脑缺血发作(TIA)**是最常见的脑血管病类型。

3. TIA是由颅内、外血管病变引起的**一过性或短暂性、局灶性脑或视网膜功能障碍**。

4. TIA持续时间短暂,一般**10~15分钟**,多在1小时内,最长不超过1天。

5. 缺血性脑卒中(脑梗死)是指因脑部血液循环障碍,缺血、缺氧所致**局限性脑组织的缺血性坏死或软化**。

6. **美国国立卫生研究院卒中量表（NIHSS）**是目前国际上最常用的卒中量表。

7. 脑的**影像学检查**包括头颅计算机断层扫描（CT），头颅磁共振（MRI），经颅彩色多普勒超声（TCD），血管及心脏影像（CTA/MRA/DSA、颈动脉超声、超声心动图，有助于排除栓塞所致缺血性脑卒中）等。

8. **高血压**是脑卒中和 TIA 最重要的危险因素。

9. **胆固醇水平**是导致缺血性脑卒中或 TIA 复发的重要因素。

10. 缺血性脑卒中或 TIA 患者糖代谢异常的患病率高，**糖尿病和糖尿病前期**是患者脑卒中复发或死亡的独立危险因素。

11. 阿司匹林（50～325mg/d）或氯吡格雷（75mg/d）单药治疗均可以作为**首选**抗血小板药物。

12. 对伴有心房颤动的缺血性脑卒中或 TIA 患者，新型口服抗凝药可作为华法林的替代药物，包括**达比加群、利伐沙班、阿哌沙班以及依度沙班**，选择何种药物应考虑个体化因素。

13. 缺血性脑卒中急性期的时间一般指发病后**2 周内**，轻型 1 周内、重型 1 个月内。

14. 缺血性脑卒中急性期必要时吸氧，应维持血氧饱和度**>94%**。无低氧血症的患者需常规吸氧。

15. 血压升高的患者建议使用**微量输液泵**给予降压药物，避免使用引起血压急剧下降的药物。

16. **特异性治疗**包括改善脑部血循环（静脉溶栓、血管内取栓治疗、抗血小板、抗凝、降纤、扩容等方法）及神经保护等治疗。

17. **静脉溶栓**是目前最主要恢复脑血流的措施，药物包括重组组织型纤溶酶原激活剂阿替普酶（rt-PA）、替奈普酶和尿激酶。

18. 对于未接受静脉溶栓治疗的轻型卒中患者（NIHSS评分≤3分），在发病24小时内应尽早启动**双联抗血小板治疗**（阿司匹林和氯吡格雷）并维持21日，有益于降低发病90日内的卒中复发风险。

19. 对不适合溶栓并经过严格筛选的缺血性脑卒中患者，特别是高纤维蛋白原血症者可选用**降纤治疗**。

20. 降纤药物包括**降纤酶、巴曲酶、蚓激酶、蕲蛇酶**等。

21. **严重脑水肿和颅内压增高**是急性重症缺血性脑卒中的常见并发症。

22. **甘露醇**（125~250mL，快速静滴，6~8小时一次，疗程5~7日；颅压增高明显或脑疝形成时，可加大剂量及疗程）和高张盐水可明显减轻脑水肿，降低颅

药学综合知识与技能

内压，减少脑疝的发生风险，可根据患者的具体情况选择药物种类、治疗剂量及给药次数。必要时也可选用甘油果糖或呋塞米。

历年考题

【A型题】1. 患者，男，45岁。1月前因突发右侧肢体无力、言语障碍就诊，诊断为缺血性脑卒中，现服用阿托伐他汀钙片，每晚1次，每次20mg。该患者LDL-C的控制目标值是（　　）

A. <1.8mmol/L　　B. <4.4mmol/L
C. <34mmol/L　　D. <2.6mmol/L
E. <10mmol/L

【考点提示】A。在实际工作中，LDL-C的目标值仍然是临床医生评估他汀类药物治疗疗效和依从性的重要参考，建议将"LDL-C<1.8mmol/L"作为评估降低胆固醇治疗的参考目标值。

【A型题】2. 缺血性脑卒中的二级预防用药中，不包括（　　）

A. 依达拉奉　　B. 阿司匹林
C. 阿托伐他汀　　D. 缬沙坦
E. 氯吡格雷

【考点提示】A。缺血性脑卒中：①一级预防：指未发生卒中前预防卒中的发生，需要有健康生活方式、加强运动，控制糖尿病、高血压和血脂异常及代谢综合征，给予他汀类与小剂量阿司匹林。②二级预防：指发生卒中后预防复发。在一级预防的基础上，对颈动脉狭窄、软斑块形成的患者建议专科就诊；缺血性脑卒中约20%是心源性栓塞，有效控制房颤可以预防卒中的发生。神经保护剂在动物实验有效，但缺乏有说服力的大样本临床观察资料。目前常用的有丁基苯酞、胞二磷胆碱、依达拉奉等，选项A正确。

第二节　出血性脑血管病

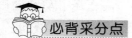

1. 脑血管疾病按脑的病理改变可分为缺血性脑血管病和**出血性脑血管病**。

2. 出血性脑血管病包括脑出血（ICH）和**蛛网膜下腔出血（SAH）**，发病率、致残率、死亡率也很高。

3. 脑出血是指原发性非外伤性脑实质内出血，也称**出血性脑卒中**。

4. 脑出血急性起病，冬春季多发，表现为突发出现**局灶性神经功能缺损症状**，常有头痛、呕吐，可伴血压增高、意识障碍和脑膜刺激征。

5. 脑出血临床表现的轻重取决于<u>出血量和出血部位</u>。

6. 在老年患者中,脑出血的另一个常见原因是<u>**脑淀粉样血管病**</u>,表现为皮质、皮质下、脑叶瘀点状出血灶,出血常具反复性和多发性,表现为认知功能障碍。对于这类患者的识别很重要,因为抗凝或抗血小板药物反而会加重病情。

7. 对于脑出血,<u>**脑 CT 检查**</u>是最有效、最迅速的诊断方法。脑 CT 检查是诊断早期脑出血的"金标准"。

8. 原发性蛛网膜下腔出血指脑底部或脑表面血管破裂后,血液流入蛛网膜下腔。年发病率为<u>**5~20/10 万**</u>。

9. 原发性蛛网膜下腔出血的常见病因是<u>**颅内动脉瘤(50%~85%)**</u>,其次为脑血管畸形、高血压、动脉硬化,也可见于动脉炎、烟雾病、结缔组织病、血液病、颅内肿瘤及抗凝治疗并发症等。

10. 原发性蛛网膜下腔出血临床表现主要取决于出血量、积血部位、<u>**脑脊液循环受损程度**</u>。

11. 原发性蛛网膜下腔出血多在<u>**激动或用力**</u>等情况下急骤发病。

12. 原发性蛛网膜下腔出血主要表现为<u>**突发剧烈头痛**</u>,持续不能缓解或进行性加重;多伴有恶心、呕吐;可有短暂意识障碍及烦躁、谵妄等精神症状,少数出现癫痫发作。

13. 脑出血一般应卧床 2~4 周，蛛网膜下腔出血应**绝对卧床 4~6 周**，避免情绪激动及血压升高。

14. 脑出血内科治疗中降低颅内压，首先以**高渗脱水药**为主，注意尿量、血钾及心肾功能。可酌情选用呋塞米。

15. 脑出血时不急于降血压，**应先降颅内压**，再根据血压情况决定是否进行降血压治疗。

16. **血压≥200/110mmHg** 时，在降颅压的同时可慎重平稳降血压治疗，使血压维持在略高于发病前水平或 180/105mmHg 左右；血压降低幅度不宜过大。

17. 蛛网膜下腔出血在去除疼痛等诱因后，如果收缩压 **>180mmHg**，可在血压监测下使血压下降，保持收缩压在 160mmHg 以下可降低再出血风险。

18. 急性期**绝对卧床**休息，定期翻身，防止压疮。

19. 有昏迷、吞咽困难患者予鼻饲流食；尚能进食者吃流食或半流食，喂食不宜过多过急；抬高床头；病情平稳后可进普通饮食，限盐 **2~5g/d**，保证充足水量和补充膳食纤维，防止大便干燥。

历年考题

【A 型题】1. 下列关于脑梗死急性期药物治疗的说法，正确的是（　　）

A. 急性脑梗死的溶栓治疗时间窗是 48 小时
B. 血小板计数 $<100\times10^9/L$ 时应禁用溶栓药
C. 甘油果糖脱水作用较甘露醇强且快
D. 应在使用溶栓药的同时联合使用阿司匹林
E. 应在使用溶栓药的同时联合使用抗凝药

【考点提示】B。对于既往有颅内出血，近 2 周进行过大的外科手术，近 1 周内有不可压迫部位的动脉穿刺，近 3 个月有脑梗死或心肌梗死史，严重心、肾、肝功能不全或严重糖尿病者，体检发现有活动性出血或外伤（如骨折）的证据，已接受抗凝治疗，血小板计数 $<100\times10^9/L$，血糖 $<2.7mmol/L$，收缩压 $>180mmHg$，或舒张压 $>100mmHg$，妊娠，不合作患者禁用。溶栓治疗者，阿司匹林等抗血小板药物应在溶栓 24 小时后开始使用。溶栓后 24 小时内不主张使用抗凝治疗。

【A 型题】2. 患者，男，70 岁，高血压病史 14 年，服用依那普利 20mg/d，平时血压控制不佳，今晨大便时突然出现头疼、头晕，随即出现右侧肢体活动不利。血压为 190/100mmHg，头颅 CT 检查结果为左侧脑出血，出血量约 10mL，拟采用内科治疗。该患者首先应采取的治疗措施是（　　）

A. 静脉滴注甘露醇注射液

B. 口服氨氯地平片

C. 静脉滴注硝酸甘油注射液

D. 肌内注射利血平注射液

E. 舌下含服硝苯地平片

【考点提示】A。脑出血不急于降血压，应先降颅内压，降低颅内压以高渗脱水药为主，如甘露醇或甘油果糖、甘油氯化钠。

【A型题】3. 患者，男，59岁，高血压病史5年，因头痛伴有恶心、呕吐就诊，MRI检查结果显示蛛网膜下腔出血。为防治脑血管痉挛，早期宜选用的药物是( )

A. 尼莫地平　　　　B. 硝苯地平

C. 氨氯地平　　　　D. 缬沙坦

E. 氢氯噻嗪

【考点提示】A。防治脑血管痉挛蛛网膜下腔出血患者宜早期用尼莫地平。

第三节　癫　痫

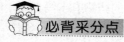
必背采分点

1. 我国癫痫终生患病率为4.4‰~7‰，发病年龄有两个高峰,分别为**10 岁以前和 60 岁以后**。

2. 国际抗癫痫联盟分类工作组建议将癫痫病因分为六大类:**遗传性、结构性、代谢性、免疫性、感染性及病因不明**。

3. 癫痫发作大多具有**短时、刻板和反复发作**的特点。

4. 国际抗癫痫联盟 2017 年将癫痫发作分为三大类:**局灶性起源、全面性起源、未知起源**。

5. **脑电图监测**有助于癫痫诊断和分型。

6. 全面性惊厥性发作持续超过 5 分钟,或者非惊厥性发作或部分性发作持续超过 15 分钟,或者 5~30 分钟内两次发作间歇期意识未完全恢复者,即可以考虑为**早期癫痫持续状态(SE)**,需紧急治疗以阻止其演变成完全的癫痫持续状态。

7. **药物治疗**是癫痫患者最重要和最基本的治疗,往往也是首选治疗,通常在 2 次或 2 次以上无诱因性癫痫发作后开始药物治疗。

8. 根据**癫痫发作类型和综合征分类**选择适用药物是癫痫药物治疗的基本原则。

9. **部分性(局灶性)发作**可选择的药物有卡马西平、奥卡西平、丙戊酸、托吡酯、拉莫三嗪、左乙拉西坦等。

10. **全面强直-阵挛性发作**可选择的药物有丙戊酸、

卡马西平、奥卡西平、苯巴比妥、托吡酯、拉莫三嗪、左乙拉西坦等。

11. **强直或失张力发作**可选择的药物有丙戊酸、拉莫三嗪、托吡酯等。

12. **失神发作**可选择的药物有丙戊酸、拉莫三嗪、氯硝西泮、左乙拉西坦、托吡酯、唑尼沙胺等。

13. **肌阵挛发作**可选择的药物有丙戊酸、左乙拉西坦、托吡酯、氯硝西泮、唑尼沙胺等。

14. 初始药物治疗为**单药治疗**，至少2种或2种以上的单药治疗失败后再考虑联合治疗。

15. **小剂量**起始，滴定增量，长期规律用药。

16. 癫痫持续状态的**初始管理**分为三个阶段：评估与支持治疗；采用静脉用苯二氮䓬类药物进行初始治疗；使用非苯二氮䓬类抗癫痫药物进行紧急治疗，静脉用药优先。

17. 癫痫发作患者若已完全倒地，可将其缓缓拨正到仰卧位，同时小心地将其头偏向一侧，以防**误吸**。

18. **侧卧**可使癫痫患者全身肌肉放松，口水容易流出，舌根也不易后坠阻塞气道；保暖；保持周围安静。

19. 入院治疗：成人**地西泮**10~20mg静脉注射（每分钟不超过2~5mg）可使85%的患者在5分钟内控制发作，儿童为0.1~1.0mg/kg，应注意静脉注射速度过快可抑制呼吸；如无效可于 20 分钟后用同一剂量再次静注。

20. 20%的癫痫患者药物治疗无效时，可以考虑**外科治疗**。

21. 育龄期妇女酌情选用奥卡西平、拉莫三嗪、左乙拉西坦；孕前 3 个月和孕初 3 个月每日加用**叶酸 2.5~5mg**。

历年考题

【A 型题】1. 癫痫持续状态首选的治疗方案是（　　）

A. 口服丙戊酸钠 200mg

B. 静脉注射地西泮 10mg

C. 静脉注射丙戊酸钠 200mg

D. 口服地西泮 10mg

E. 肌内注射地西泮 10mg

【考点提示】B。①原则：采取静脉用药，一般不用肌内注射，婴儿可以直肠用药。一次用足够剂量达到完全控制发作的目的，切忌少量多次重复用药；首选苯二氮䓬类药物。②药物选择：成人地西泮 10~20mg 静脉注射（每分钟不超过 2~5mg），可使 85%的患者在 5 分钟内控制发作，儿童为 0.1~1.0mg/kg，应注意静脉注射速度过快可抑制呼吸。如无效可于 20 分钟后再用同一剂量。也可用苯妥英钠，用量为 20mg/kg，静脉注射，速度不应过快，应低于50mg/min，可在10~30分钟内使41%~90%的患者控制发作。应同时监测血压及心电图。

【A型题】2. 患者，女，25岁，临床诊断为癫痫，给予丙戊酸钠200mg，每日3次治疗。关于患者用药的说法，错误的是(　　)

A. 应于每日三餐前服用药物

B. 不要随意增减剂量

C. 发作次数增多时应及时复诊

D. 必要时监测血药浓度

E. 用药期间应避免怀孕

【考点提示】A。丙戊酸钠药物在胃的排空跟胃里的渗透压以及药物本身有关，进食可以减慢胃排空，有利于减排药物进入肠道吸收，达到缓释作用。所以建议饭后服用，最好不要空腹服用，会不利于丙戊酸钠药物的稀释和药效的发挥。

第四节　帕金森病

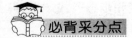

1. 帕金森病（PD）是一种常见的中老年**神经系统**

退行性变性疾病。

2. PD 的核心运动症状是**震颤、动作迟缓和肌强直**。

3. 静止性震颤常为首发症状,典型表现是拇指与屈曲的示指间呈"**搓丸样**"动作,频率 4~6Hz 的震颤。早期 PD 的震颤最常呈间歇性。

4. 早期动作迟缓表现为手指精细动作如解开或扣系纽扣、系鞋带等动作缓慢,逐渐发展成全面型**随意运动踌躇、迟钝**。

5. PD 晚期面部表情减少,瞬目动作减少甚至消失,称为"**面具脸**"。口、咽、腭肌运动迟缓时,表现为语速变慢、语音减低;写字时颤抖歪曲、行距不匀、越写越小,称为"小写征"。

6. 当被动运动关节时阻力增高,且呈一致性,类似弯曲软铅管的感觉,故称"**铅管样强直**",即在关节被动活动的全范围中一直存在平稳的肌张力阻力。

7. 有静止性震颤的患者中可感到在均匀的阻力中出现断续停顿,如同转动齿轮感,称为"**齿轮样强直**"。

8. 姿势平衡障碍:有时行走中突然全身僵住,不能动弹,称为"**冻结现象**"。有时迈步后,以极小的步伐越走越快,不能及时止步,称为"**慌张步态**"或"**前冲步态**"。

9. PD 非运动症状主要包括**感觉障碍、精神障碍、**

自主神经功能障碍和睡眠障碍等。

10. 最常见的感觉障碍主要包括嗅觉减退、疼痛或麻木、**不宁腿综合征**。

11. 睡眠障碍主要包括失眠、**快速眼动期睡眠行为异常**、白天过度嗜睡。

12. 治疗原则：应对帕金森病的运动症状和非运动症状需采取**全面综合治疗**，包括药物治疗、手术治疗、康复治疗、心理疏导、运动疗法及照料护理。

13. **药物治疗**为首选，且是整个治疗过程中的主要干预手段；手术治疗则是药物治疗的一种有效补充。

14. PD 应坚持"**剂量滴定**"以避免产生药物的急性不良反应，力求实现"尽可能以小剂量达到满意临床效果"的用药原则。

15. **早发型**患者，在不伴有智能减退的情况下，可有如下选择：①非麦角类选择性多巴胺受体激动剂；②MAO–B 抑制剂；③金刚烷胺；④复方左旋多巴；⑤复方左旋多巴 + COMT 抑制剂。

16. **晚发型**或伴有智能减退的患者，一般首选复方左旋多巴治疗。

17. 手术方法主要有神经核毁损术和脑深部电刺激术（DBS），**DBS** 因其相对无创、安全和可调控性而作为主要选择。

药学综合知识与技能

18. 患者长期坚持<u>**按剂量正确服用药物**</u>是治疗帕金森病的关键。

19. 帕金森病患者白天可以低蛋白饮食,晚上可以适当增加蛋白质饮食;而且要求左旋多巴相关制剂药物尽量在<u>空腹</u>的时候服用,切记不能与高蛋白质食物同服。

历年考题

【A 型题】1. 患者,男,60 岁。呈典型的"面具脸""慌张步态"及"小字症"表现,确诊为帕金森病,患者同时患有闭角型青光眼,不宜选用的治疗帕金森病的药物是(　　)

  A. 左旋多巴　　　　　B. 普拉克索
  C. 多奈哌齐　　　　　D. 司来吉兰
  E. 金刚烷胺

【考点提示】A。左旋多巴的禁忌证是活动性消化溃疡、闭角型青光眼、精神病。

【A 型题】2. 患者,男,73 岁,胃溃疡病史 2 年,半年前出现静止性震颤,搓丸样,运动迟缓,面具脸,慌张步态,该患者应使用的药物是(　　)

  A. 多奈哌齐
  B. 甲基多巴
  C. 多巴丝肼(苄丝肼/左旋多巴)

D. 司来吉兰

E. 苯海索

【考点提示】E。多奈哌齐用于老年痴呆，甲基多巴用于治疗高血压。由材料可知患者有胃溃疡病史，活动性消化道溃疡慎用复方左旋多巴，胃溃疡患者慎用司来吉兰。

第五节 痴　呆

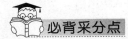
必背采分点

1. 根据认知损害程度定义为痴呆和**轻度认知功能损害（MCI）**。

2. 痴呆是指**获得性记忆力下降**，并且至少伴有一种或多种认知功能（如语言、视觉-空间定向力、执行能力）下降，且对日常生活产生影响。

3. MCI 是指患者有记忆或认知损害，对日常能力**无明显影响**，未达到痴呆的程度。

4. MCI 是痴呆的高危人群，发展成痴呆的危险性是正常老年人的 **10 倍**，部分 MCI 患者是痴呆的前期阶段。

5. **阿尔茨海默病（AD）**是最常见的痴呆，约占 60%。

6. **血管性痴呆（VD）**是第二位痴呆常见病因，占总病例数的 15%~25%，有部分与 AD 共病。

7. 阿尔茨海默病的临床表现起病隐匿，首先表现为记忆力逐渐下降，不能记住**新的信息**。

8. AD 治疗目标是通过加强认知功能、情绪和行为治疗，最大程度地**维持** AD 患者的功能状态。

9. 常用的胆碱酯酶抑制剂有 3 种：①**多奈哌齐**用于轻–重度 AD 患者；②卡巴拉汀用于 AD 和帕金森病的轻–中度痴呆；③加兰他敏用于早期 AD 患者。

10. 卡巴拉汀需要于早晨和晚上与**食物**同服。

11. **美金刚**单药或与多奈哌齐合用对中至重度 AD 患者有一定疗效。

12. 60% 的**多奈哌齐**通过肝药酶 CYP2D6、CYP3A4 代谢清除，17% 以原型从尿中排出。

13. 50% 美金刚以原型经尿排出，部分通过**肾小管分泌**。

14. 若出现 1 次漏服改善认知功能的药物，请**尽快补服**；但若接近下次服药时间，则无须补服。

15. **美金刚**避免与金刚烷胺、氯胺酮和右美沙芬同时使用。

神经精神系统常见疾病 第八章

历年考题

【A 型题】1. 阿尔兹海默病患者应该避免使用的药物是（　　）

A. 美金刚　　　　　B. 卡巴拉汀
C. 颠茄　　　　　　D. 多奈哌齐
E. 加兰他敏

【考点提示】C。阿尔兹海默病治疗原则中应避免使用抗胆碱能药物（如颠茄、苯海拉明、羟嗪片、奥昔布宁、三环类抗抑郁药、氯氮唑、硫利达嗪）。

【A 型题】2. 患者，女，67 岁，出现认知功能障碍 5 年，诊断为阿尔茨海默病，予以美金刚治疗。下列药物中，可增加美金刚血药浓度的是（　　）

A. 氯化铵　　　　　B. CYP2D6 抑制剂
C. 碳酸氢钠　　　　D. CYP3A4 抑制剂
E. CYP2C9 抑制剂

【考点提示】C。美金刚 50% 以原型经尿排出，部分通过肾小管分泌。所以，尿液碱化剂（碳酸酐酶抑制剂、碳酸氢钠）可降低美金刚的清除率而使药物血浆浓度升高，选项 C 正确。

【A 型题】3. 患者，男，72 岁，患有阿尔茨海默病，给予卡巴拉汀每日 3mg 治疗。药师对该患者的用药指导，正确的是（　　）

A. 每日清晨空腹口服　　B. 每晚睡前口服
C. 每日早晚与食物同服　D. 每日早晚空腹口服
E. 每日两日餐前服用

【考点提示】C。卡巴拉汀需要于早晨和晚上与食物同服。

【X型题】4. 改善认知功能的治疗阿尔茨海默病的药物有(　　)

A. 文拉法辛　　　　　B. 阿米替林
C. 多奈哌齐　　　　　D. 丙米嗪
E. 卡巴拉汀

【考点提示】CE。常用的胆碱酯酶抑制剂有3种：①多奈哌齐用于轻－重度AD患者；②卡巴拉汀用于AD和帕金森病的轻－中度痴呆；③加兰他敏用于早期AD患者。文拉法辛、阿米替林、丙米嗪都是治疗抑郁症的药品。

第六节　焦虑障碍

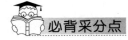
必背采分点

1. 焦虑状态是一组**症状综合征**，包括躯体性焦虑障碍症状、精神性焦虑障碍症状以及坐立不安等运动性焦虑障碍症状，个体有与处境不相符的情绪体验，可伴睡眠困难。

2. 焦虑障碍有**家族聚集性**，即有某种程度的遗传性。

3. **女性**焦虑障碍的患病率较高。

4. 大多数焦虑障碍都起病于**儿童或青春期**。

5. 焦虑障碍临床上常见有**广泛性焦虑障碍、社交焦虑障碍、惊恐障碍**等。

6. 广泛性焦虑障碍至少具有以下6项症状中的3项：**坐立不安和神经质、容易疲劳、难以集中注意力或头脑空白、易怒、肌肉震颤和睡眠障碍**。

7. 社交焦虑障碍（SAD）也称为**社交恐惧症**，是一种常见的焦虑障碍。

8. SAD的标志是**过度害怕被他人审视、感到尴尬和丢脸**，但患者经常表现为对社交能力不足的更广泛忧惧，以及害怕他人给予批评和负性评价。

9. **"90秒4问题询问法"和GAD-7焦虑自评量表**等可用于非神经精神专科医生进行"焦虑状态"快速筛查与评估。

10. 目前临床常用的苯二氮䓬类药物有**阿普唑仑、劳拉西泮、艾司唑仑、地西泮、氯硝西泮**。

11. 目前临床常用的$5-HT_{1A}$受体部分激动剂有丁螺环酮和坦度螺酮。禁止与**单胺氧化酶抑制剂**联用。

12. TCAs 为典型具有抗焦虑作用的抗抑郁药,包括**丙米嗪、阿米替林、氯米帕明、多塞平及四环类马普替林**(按药理作用归类)。

13. **帕罗西汀**是临床上治疗焦虑障碍应用广泛的一种药物。

14. 选择性 5-羟色胺再摄取抑制剂尤其适用于**老年人**。

15. 5-羟色胺和去甲肾上腺素再摄取抑制剂(SNRIs)代表药物为**文拉法辛和度洛西汀**。

16. NE 和特异性 5-HT 能抗抑郁药(NaSSAs)代表药物是**米氮平**。

17. β 受体阻断剂:代表药物为**普萘洛尔**。

18. 焦虑障碍心理治疗常用方法有**认知治疗、行为治疗及认知-行为治疗**。

19. 对于惊恐障碍反复发作,有极度烦躁不安的自伤或伤人行为,可短程进行**电休克**疗法。

20. 应尽可能**单一用药,足量、足疗程治疗**;一般不主张联用超过 2 种抗焦虑药物;如果需要,可联用 2 种作用机制不同的抗焦虑药物。

历年考题

【A 型题】1. 患者,男,50 岁,临床诊断为焦虑

症，给予氟西汀20mg，每天一次治疗。对该患者用药教育的说法错误的是（　　）

A. 不得随意自行调整氟西汀剂量
B. 氟西汀应于睡前服用
C. 不能突然停止服用氟西汀
D. 服用氟西汀期间不能饮酒
E. 氟西汀可能引起性功能障碍

【考点提示】 B。氟西汀，20~60mg/d，qd，早餐后，剂量大可分2次服用。

【B型题】（2~4题共用备选答案）

A. 劳拉西泮　　　　B. 美金刚
C. 多塞平　　　　　D. 多奈哌齐
E. 左乙拉西坦

2. 适用于急性期焦虑患者短期服用的药物是（　　）
3. 育龄期女性癫痫病患者可酌情使用的药物是（　　）
4. 可改善认知功能但有加重消化性溃疡风险的药物是（　　）

【考点提示】 A、E、D。苯二氮䓬类药物起效快，抗焦虑作用强，通常可在数分钟至数小时内缓解情绪症状和躯体症状，对急性期焦虑患者可考虑短期使用，一般治疗时间不超过2~3周。育龄期妇女酌情选用奥卡西平、拉莫三嗪、左乙拉西坦；孕前3个月和孕初3个月每日加用叶酸 2.5～5mg。多奈哌齐用于轻至重度 AD 患者，胆碱可增加胃酸分泌，故有增加 NSAIDs 所致胃肠道不良反应的风险。

【X 型题】5. 运动员禁用麻黄碱的原因有（　　　）

　A. 可帮助人短时间内急速降低体重

　B. 促使体格强壮，增强爆发力

　C. 产生欣快感，能忍受紧急的伤痛，并提高攻击力

　D. 刺激骨骼、肌肉和组织的生长发育

　E. 提高运动员的呼吸功能，改善循环，增加供氧能力

【考点提示】CE。精神刺激剂如麻黄碱能提高运动员的呼吸功能，改善循环，增加供氧能力，并能振奋精神，但长期服用会有头痛、心悸、焦虑、失眠、耳鸣、颤抖等不良反应，再如可卡因会使运动员情绪高涨、斗志昂扬，还能产生欣快感，能忍受竞技造成的伤痛，并提高攻击力。

第七节　抑郁症

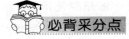

必背采分点

1. 抑郁症是一种常见的心境障碍，可由各种原因引

起，以**显著而持久的心境低落**为主要临床特征，且心境低落与其处境不相称。

2. 抑郁障碍主要包括：抑郁症、恶劣心境、**脑或躯体疾病患者伴发抑郁**等。

3. 抑郁症可见于任何年龄阶段，好发年龄在 20~50 岁，平均发病年龄约为 **40 岁**。

4. 抑郁症具有**高复发、高致残**的特点，所带来的后果就是沉重的经济负担。

5. 目前认为抑郁症的发生主要有以下三方面：①单胺能神经通路信号异常；②下丘脑 - 垂体 - 肾上腺素轴功能亢进；③**海马体积减小和神经可塑性下降**。

6. **心境低落**是患者的核心症状。主要表现为显著而持久的情感低落，抑郁悲观。

7. 典型病例抑郁心境具有**晨重夜轻**节律改变的特点。

8. 睡眠障碍以入睡困难最为多见，而以**早醒**最具有特征性。

9. 抑郁症的治疗目标：提高抑郁症的临床治愈率，最大限度**减少病残率和自杀率**，提高生存质量，恢复社会功能，预防复发。

10. 曲唑酮的作用机制是**选择性地拮抗 5 - HT 受体及抑制神经递质再摄取**，并有微弱的阻止 NE 再摄取作用。

11. 三环类抗抑郁药（TCAs）是**第一代环类抗抑郁药**，包括丙米嗪、阿米替林、多塞平等。

12. 单胺氧化酶抑制剂（MAOIs）如苯乙肼、环苯丙胺等，由于会引起**肝实质**损害，且与富含酪胺的食物（奶酪、酵母、鸡肝、酒类等）合用时可发生高血压危象，目前已极少使用。

13. 选择性 5 - 羟色胺再摄取抑制剂对其他各种神经递质受体的影响很小，不良反应显著少于三环类抗抑郁药物，是全球范围内公认的**一线抗抑郁药物**。

14. 选择性 5 - 羟色胺再摄取抑制剂的剂量效应曲线平坦，一般每天给药**一次**即可。可用于各种抑郁症，包括轻至重度抑郁症、双向情感性精神障碍抑郁相等。

15. 5 - HT 与 NE 再摄取抑制剂特点是疗效与**剂量**有关。

16. 5 - HT 与 NE 再摄取抑制剂主要用于抑郁症和广泛性焦虑症，对 SSRI 无效的严重抑郁症患者也有效。5 - 羟色胺和去甲肾上腺素再摄取抑制剂均可诱发**躁狂发作**，不能与 MAOIs 合用。

17. 米氮平适用于各种抑郁症的**急性期及维持期**治疗，特别是治疗伴有睡眠障碍或焦虑障碍的抑郁症、伴有焦虑激越或焦虑躯体化的抑郁症患者。

18. 米氮平起效比 SSRIs 快，安全、耐受性好，最常见的不良反应是**体重增加**，偶见直立性低血压。

19. 贯叶金丝桃提取物适用于**轻、中度**的抑郁症，同时能改善失眠及焦虑。

20. **建立良好的医患关系**是治疗抑郁症的第一步，耐心倾听，接受患者的症状和主诉，而不是简单地给予鼓励。

21. 心理治疗：用于有心理治疗意愿的轻－中度抑郁患者，或与药物治疗合用。常用方法：**认知－行为疗法**，人际关系治疗，问题解决法。

22. 对于重度或精神病性抑郁，有严重消极自杀企图的患者及使用抗抑郁药治疗无效的抑郁症患者，可采用**电休克治疗**，见效快、疗效好。

23. 抗抑郁药物是当前治疗各种抑郁症的主要药物，能有效解除抑郁心境及伴随的焦虑、紧张和躯体症状，有效率**60%～80%**。

24. 注意氟西汀需停药**5 周**才能换用 MAOIs，其他 SSRIs 需停药 2 周再换用 MAOIs。MAOIs 停药 2 周后才能换用选择性 5－羟色胺再摄取抑制剂。

25. 对抑郁症应实施全程治疗，急性期治疗**至少 3 个月**；其中症状完全消失者进入巩固期治疗 4～9 个月，尽量使用原有效药物和原有效剂量。

26. 抗抑郁药物多数需要至少 2 周才会有显著的情绪反应，**12 周**后才会有完整的治疗效果。

历年考题

【A 型题】1. 下列关于抗抑郁药的合理应用与药学监护的说法，错误的是（　　）

A. 抗抑郁药起效较快，使用 1 周后可判疗效
B. 应尽可能单一用药，足量、足疗程治疗
C. 剂量递增尽可能采用最小有效剂量，使不良反应减至最小
D. 当单药治疗无效时可考虑联合使用两种作用机制不同的抗抑郁药
E. SSRIS 类抗抑郁药不宜与单胺氧化酶抑制剂联合使用

【考点提示】A。抗抑郁药起效较慢，使用 2 周后可判疗效。

【A 型题】2. 患者，女，53 岁，冠心病史 2 年，目前服用硝酸异山梨酯、阿托伐他汀钙。近三个月因胃痛心境低落、有自杀倾向就诊，临床诊断为消化性溃疡、抑郁症。给予奥美拉唑肠溶片 40mg qd po，文拉法辛缓释片 150mg qd po，谷维素片 10mg tid po 治疗，患者用

药后出现血压升高。可能导致该患者血压升高的药物是( )

A. 文拉法辛缓释片 B. 硝酸异山梨酯片
C. 阿托伐他汀钙片 D. 奥美拉唑肠溶片
E. 谷维素片

【考点提示】A。文拉法辛是 5-HT 和 NE 再摄取抑制剂，剂量增加后作用谱增宽，不良反应也相应增加，如引起血压增高。

第八节　失眠症

1. 睡眠障碍是指睡眠的数量、质量、**时间或节律**紊乱。

2. 睡眠障碍性疾患包括失眠症、**发作性睡病**、阻塞性睡眠呼吸暂停综合征、不安腿综合征等。

3. **失眠症**是指尽管有合适的睡眠时间和睡眠环境，依然对睡眠时间和（或）质量感到不满足，并且影响日间社会功能的一种主观体验，是最常见的睡眠障碍性疾患。

4. 行为治疗包括**刺激控制疗法**和睡眠限制疗法。

5. 目前**认知与行为治疗**被认为是失眠心理行为治疗的核心。

6. 目前临床治疗失眠的药物主要包括苯二氮䓬类受体激动剂（BZRAs）、**褪黑素受体激动剂**和具有催眠效果的抗抑郁药物。

7. 老年失眠患者首选**非药物治疗**手段。

8. 使用中短效 BZDs 治疗失眠时有可能引起**反跳性失眠**。

9. 褪黑素参与调节**睡眠－觉醒周期**，可以改善时差症状、睡眠时相延迟综合征和昼夜节律失调性睡眠障碍，3~6mg，qn，规律服用。

10. 雷美尔通是目前临床使用的褪黑素受体 MT_1 和 MT_2 激动剂，可缩短睡眠潜伏期、提高睡眠效率、增加总睡眠时间，可用于治疗以**入睡困难**为主诉的失眠及昼夜节律失调性睡眠障碍。

11. **阿戈美拉汀**既是褪黑素受体激动剂也是 5－羟色胺受体拮抗剂，因此具有抗抑郁和催眠双重作用，能够改善抑郁障碍相关的失眠，缩短睡眠潜伏期，增加睡眠连续性。

12. **唑吡坦**和帕罗西汀联用可以快速缓解失眠症状，同时协同改善抑郁和焦虑症状。

13. 由于长期服用会出现药物依赖及停药反跳，原则上应使用**最低有效剂量、间断给药（每周 2~4 次）、短期给药（常规用药不超过 3~4 周）、缓慢减药和逐渐停药（每天减掉原药的 25%）**。

14. 原发性失眠首选**短效非苯二氮䓬类药物（non-BZDs）**，如唑吡坦、佐匹克隆、右佐匹克隆和扎来普隆。

历年考题

【A 型题】1. 为减少共济失调、幻觉及"宿醉现象"，老年失眠患者宜选用（　　）
　A. 苯巴比妥　　　　　　B. 劳拉西泮
　C. 佐匹克隆　　　　　　D. 水合氯醛
　E. 地西泮

【考点提示】C。老年失眠患者推荐使用 non-BZDs 或褪黑色素受体激动剂。

【A 型题】2. 患者，女，69 岁，近一个月出现入睡困难，白天有头昏、疲倦等不适感，尝试非药物治疗无改善，推荐的药物治疗方案是（　　）
　A. 唑吡坦 5mg po qn
　B. 苯巴比妥 100mg po qn
　C. 地西泮 5mg po qn
　D. 氯硝西泮 2mg po qn
　E. 艾司唑仑 1mg po qn

药学综合知识与技能

【**考点提示**】A。非苯二氮䓬类药物（唑吡坦、佐匹克隆、右佐匹克隆、扎来普隆）一般不产生日间困倦，产生药物依赖的风险较传统 BZDs 低，是目前推荐为治疗失眠的一线药物。

第九章 消化系统常见疾病

第一节 胃食管反流病

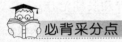

1. **胃食管反流病（GERD）**是指胃十二指肠内容物反流至食管、口咽或呼吸道引起的不适症状和（或）并发症。

2. 根据内镜下是否可见食管黏膜糜烂、溃疡等表现，分为**反流性食管炎（RE）和内镜阴性的胃食管反流病**[即非糜烂性反流病（NERD）]。

3. 70%的胃食管反流病患者有典型症状，如**烧心（胃灼热）、反流**；不典型症状有咽喉炎、哮喘、咳嗽、胸痛等。

4. 胃食管反流病的并发症包括**食管狭窄、Barrett食管**（食管远段的鳞状上皮被柱状上皮所取代）、出血。

5. **质子泵抑制剂（PPI）**试验简便、有效，可作为胃食管反流病的初步诊断方法。

6. 胃食管反流病的治疗原则是**生活方式干预**贯穿始终，药物治疗足疗程、个体化。

7. **抑制胃酸分泌**是目前治疗胃食管反流病的主要措施，包括初始与维持治疗两个阶段。

8. 抑酸目标是胃内**pH≥4**，保持 16 小时以上。

9. **PPI** 可产生显著而持久的抑酸效果，是 GERD 治疗的首选药物。

10. 维持治疗的方法包括**按需治疗和长期治疗**。

11. 非糜烂性反流病及轻度食管炎（LA–A、B 级）患者可采用按需治疗，**PPI** 为首选药物，抗酸剂也是可选药物。

12. PPI 的服药时间，"每日 1 次服药"应在**早餐前 0.5～1 小时**；若"每日 2 次服药"，另一次应在晚餐前 0.5～1 小时服用。

13. H₂RA **餐后服药**能抑制食物刺激引起的胃酸分泌，**睡前服药**能抑制夜间基础胃酸的分泌。

14. PPI 在小肠中会被快速吸收，而且与蛋白质高度结合，主要经肝脏中 **CYP2C19 和 CYP3A4** 代谢。

15. 抗酸药可中和胃酸，常用药物是**含有铝、镁等的碱性盐类及其复合制剂**。

16. 抗酸药以**液体制剂（如凝胶剂、混悬剂）**疗效最佳,由于作用时间短,服药时间应为症状出现或将要出现时,以餐后 1.5 小时及睡前给药最佳。

17. 常用的促动力药物包括**多潘立酮、莫沙必利和伊托必利**。

18. 促动力药物应于**餐前 15~30 分钟服用**,不可长期大量服用,症状缓解或疾病治愈后应及时停药。

历年考题

【A 型题】1. 关于胃食管反流病治疗方案的说法,错误的是(　　)

  A. 存在夜间酸突破时,可以加用法莫替丁 20mg bid

  B. 一种 PPI 无效时,可以换用另一种 PPI

  C. 标准剂量 PPI 无效时,可改为 2 倍标准剂量

  D. PPI 单用疗效不佳时,可以加用莫沙必利

  E. 存在胆汁反流时,可以加用铝碳酸镁咀嚼片

【考点提示】A。H_2RA 通常于餐后服药;用于夜间酸突破时,在日间 PPI 的基础上睡前加服单次剂量 H_2RA。

【C 型题】(2~3 题共用题干)

患者,女,69 岁,体型偏胖,BMI 30.1,主诉夜间咳嗽、咽部有异物感,平躺时常有反酸、烧心胸痛伴背

痛，自用止咳糖浆无效。查体：咽红，听诊双肺未闻及干湿性啰音，偶有哮鸣音。既往史：高血压病史12年，服用氨氯地平片5mg，qd，血压控制在140/85mmHg左右，高脂血症10年，服用阿托伐他汀钙片20mg，qd。

2. 该患者最可能的临床诊断是（　　）

A. 支气管哮喘　　　　　B. 胃溃疡
C. 心绞痛　　　　　　　D. 胃食管反流病
E. 幽门梗阻

【考点提示】D。胃食管反流病临床表现：①典型的反流症状，反酸、烧心和胸痛。②食管外症状，反流的酸雾可以引起肺、口咽炎症，出现慢性咳嗽、声嘶、哮喘、咽炎、咽部异物感、口腔溃疡及龋齿等食管外症状。

3. 针对该患者的现有症状，应选用的药物是（　　）

A. 布地奈德吸入剂
B. 单硝酸异山梨酯缓释片
C. 奥美拉唑肠溶胶囊
D. 多潘立酮片
E. 东莨菪碱片

【考点提示】C。RE患者抑酸治疗为主，且强度和时间超过消化性溃疡，促动力剂不能起到治疗作用。奥美拉唑肠溶胶囊为抑酸剂。

第二节 消化性溃疡

必背采分点

1. 消化性溃疡（PU）病变可发生于**食管、胃或十二指肠**，也可发生于胃-空肠吻合口附近或含有胃黏膜的 Meckel 憩室内。

2. 因为胃溃疡（GU）和十二指肠溃疡（DU）最常见，故一般所谓的消化性溃疡是指 **GU 和 DU**。

3. PU 可见于任何年龄，以 20~50 岁居多，但十二指肠溃疡多见于**青壮年**，而胃溃疡多见于**中老年**。

4. **胃酸**在消化性溃疡的形成过程中起关键作用。

5. **幽门螺杆菌（H. pylori）感染**为消化性溃疡重要的发病原因和复发因素之一。

6. **中上腹痛、反酸**是消化性溃疡的典型症状。

7. 消化性溃疡的中上腹痛呈**周期性、节律性**发作。

8. 胃溃疡的腹痛多发生于**餐后 0.5~1 小时**，而十二指肠溃疡的腹痛则常发生于**空腹**时。

9. **胃镜**检查是确诊消化性溃疡的首选检测方法。

10. **出血、穿孔和幽门梗阻**是消化性溃疡的主要并发症。

11. 消化性溃疡治疗目标包括**祛除病因**（根除 H. pylori、尽可能停服 NSAIDs、戒烟）、消除症状、愈合溃疡、防止溃疡复发和避免并发症。

12. 目前推荐含有铋剂的四联方案（**2 种抗生素 + PPI + 铋剂**）作为主要的经验性根除 H. pylori 治疗方案（推荐 7 种抗生素组合）。

13. **阿莫西林**抗 H. pylori 作用强，不易产生耐药，不过敏者不良反应发生率低，是根除 H. pylori 治疗的首选抗生素。

14. 青霉素过敏者推荐的**铋剂四联方案抗生素组合**为：①四环素 + 甲硝唑；②四环素 + 呋喃唑酮；③四环素 + 左氧氟沙星；④克拉霉素 + 呋喃唑酮；⑤克拉霉素 + 甲硝唑；⑥克拉霉素 + 左氧氟沙星。

15. **补救方案**的选择应参考以前用过的根除方案，原则上不重复原方案。

16. 经验性铋剂四联治疗方案疗程为**10 日或 14 日**。

17. **抑酸治疗**是缓解消化性溃疡症状、愈合溃疡的最主要措施。PPI 为首选药物。

18. **黏膜保护剂**是指预防和治疗胃肠黏膜损伤，促进组织修复和溃疡愈合的药物，包括米索前列醇、硫糖铝、铋剂、吉法酯、替普瑞酮、瑞巴派特等。

19. 妊娠期禁用**铋剂**，慎用硫糖铝。

20. **ADP 受体阻断剂**可加重已存在的胃肠道黏膜损伤，包括阿司匹林、NSAIDs 以及 H. pylori 感染导致的消化道损伤。

21. 当严重消化道出血威胁生命时，可能需要停用所有的**抗凝和抗血小板药物**。

22. 四联方案的服药时间为 2 种抗菌药物**饭后即刻服用**，PPI 和铋剂饭前半小时服用。

23. 铋剂可引起大便颜色变为**无光泽的灰黑色**，停药 2~3 天后可恢复正常，短期使用安全有效。

24. 根除方案中甲硝唑和呋喃唑酮可引起尿液变色，与酒精可发生"**双硫仑样反应**"。

25. 吉法酯和替普瑞酮**餐后**服用生物利用度高；瑞巴派特餐后服用吸收缓慢，可于早、晚餐前及睡前服用。

历年考题

【A 型题】1. 患者，女，26 岁，因上腹痛就诊，胃镜显示胃溃疡，^{13}C 呼气试验结果为阳性，青霉素皮试阴性，医师开具阿莫西林、克拉霉素、奥美拉唑和枸橼酸铋钾 4 种药物，关于两种抗菌药物服用时间的说法，正确的是（ ）

A. 二者均饭后服用，提高胃内药物浓度

B. 二者均饭前服用，避免食物影响吸收

C. 二者均饭前服用，减少胃酸对药物破坏

D. 阿莫西林饭前服用吸收好，克拉霉素饭后服用对胃刺激小

E. 二者均饭后服用，减轻对胃部刺激

【考点提示】A。四联方案的服药时间为2种抗菌药物餐后立即口服（提高药物在胃部存留时间和浓度，发挥局部抗菌作用），PPI和铋剂饭前半小时服用。

【B型题】（2~4题共用备选答案）

A. 奥美拉唑　　　　　B. 地塞米松

C. 枸橼酸铋钾　　　　D. 多潘立酮

E. 法莫替丁

2. 宜于餐后或睡前顿服的组胺 H_2 受体阻断剂是（　）

3. 宜于晨起或餐前顿服的质子泵抑制剂是（　）

4. 宜于餐前1小时服用的胃黏膜保护剂是（　）

【考点提示】E、A、C。法莫替丁：组胺 H_2 受体阻断剂；奥美拉唑：质子泵抑制剂；枸橼酸铋钾：胃黏膜保护剂。

第三节 溃疡性结肠炎

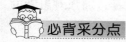
必背采分点

1. 溃疡性结肠炎（UC）又称慢性非特异性结肠炎，是一种病变主要**局限于大肠黏膜和黏膜下层**为特征的慢性非特异性肠道炎症性疾病。

2. 溃疡性结肠炎多累及**直肠和乙状结肠**，也可延伸至降结肠甚至整个结肠。

3. UC最常发生于**青壮年期**。

4. **黏液脓血便**是UC最常见的症状，是本病活动期的重要表现。

5. UC有"**疼痛—便意—便后**"缓解/减轻的规律，常有里急后重。

6. **粪便病原学检查**是本病诊断的一个重要步骤，需反复多次进行（至少连续3次），其目的是排除感染性结肠炎。

7. 溃疡性结肠炎临床类型：①**初发型**：指无既往史的首次发作；②慢性复发型：临床上最多见，发作期与缓解期交替。

8. 根据**蒙特利尔分型**，溃疡性结肠炎分为直肠型

（E1）、左半结肠型（病变累及结肠脾曲以下）（E2）、广泛结肠型（病变扩展至结肠脾曲以上）（E3）。

9. UC 的治疗目标为**诱导并维持临床缓解以及黏膜愈合**，防治并发症，改善患者生命质量，加强对患者的长期管理。

10. UC 的一般治疗包括**强调休息、饮食和营养**。

11. **氨基水杨酸类**药物适用于 UC 活动期的诱导缓解和缓解期的维持治疗，是轻、中型 UC 治疗的主要药物，也用于激素诱导缓解后的维持治疗。

12. 临床应用的 5 - 氨基水杨酸（5 - ASA）制剂分为**口服制剂和局部用制剂**。

13. 柳氮磺吡啶（SASP）和巴柳氮的**载体**分别为磺胺吡啶和对氨基苯甲酰 - β - 丙氨酸。

14. 柳氮磺吡啶用药期间常需补充**叶酸**。

15. **糖皮质激素**是目前控制病情活动的有效药物。一般适用于氨基水杨酸制剂治疗无效、急性发作期或重症患者。

16. **硫唑嘌呤或巯嘌呤**可适用于对糖皮质激素治疗效果不佳或对糖皮质激素依赖的慢性活动性患者。

17. 针对直肠型轻型、中型活动性 UC 患者，宜使用 **5 - ASA 栓剂**；当病变局限在直肠及乙状结肠时，应使用 5 - ASA 灌肠剂；也可以联合口服与局部用 5 - ASA

制剂，甚至局部用或口服激素治疗。

18. 针对左半结肠炎、广泛结肠炎和全结肠炎患者，**联合 5 – ASA 口服和直肠局部用药**可以使疾病得到缓解，无效时可考虑口服激素。

19. 重症 UC 患者首选**静脉使用激素**，针对静脉用足量激素治疗 5~7 天无效者，可予以免疫抑制剂或生物制剂作为"挽救治疗"，如使用环孢素 A 或英夫利西单抗。

20. 缓解期 UC 用柳氮磺吡啶维持，剂量一般为 **2~3g/d**，并应补充叶酸；5 – ASA 缓、控释制剂维持剂量通常不低于 2g/d。

21. 远段结肠炎维持治疗以**美沙拉秦**局部用药为主（直肠炎用栓剂，每晚 1 次；直肠 – 乙状结肠炎用灌肠剂，隔天至数天 1 次），同时联合口服氨基水杨酸制剂更好。

22. UC 手术治疗**绝对指征**：大出血、穿孔、癌变，以及高度怀疑为癌变。

23. 口服 5 – ASA 的缓释、控释制剂均**不能咀嚼**，以免破坏药物制剂的结构。5 – ASA 肠溶片应于餐前 1 小时整片吞服；缓释片由多个微颗粒组成，可掰开后服用或与水（橘汁）混合为混悬液后饮用，可随餐服用；缓释颗粒应以水漱服，可随餐服用。

24. 灌肠剂于**睡前**经灌药器将药液挤入直肠内。给药时取左侧卧位，左腿伸直、右膝屈曲，以便给药。给药后应保持卧位至少30分钟，使药液分布于整个直肠；如可能，应尽量保留药液于体内整晚。

25. 柳氮磺吡啶服用期间应<u>多饮水</u>，保持高尿流量，以防结晶尿的发生，必要时服用碱化尿液的药物。

26. 糖皮质激素应于<u>晨起服用</u>，达到症状完全缓解后开始减量，通常每周减5mg，减至20mg/d时每周减2.5mg至停用。

历年考题

【C型题】（1~2题共用题干）

患者，女，32岁，已婚未孕。3个月前出现腹泻，多为稀糊状，间断为黏液及脓血便，每日8~12次，有里急后重感，结肠镜检查诊断溃疡性结肠炎（全结肠型），医师处方美沙拉秦缓释片和美沙拉秦灌肠剂。

1. 关于美沙拉秦治疗作用的说法，正确的是（   ）
   A. 美沙拉秦主要通过在肠道内发挥局部作用而产生治疗作用
   B. 美沙拉秦缓释片仅作用于近端结肠
   C. 美沙拉秦为柳氮磺吡啶的前体药物，水解后起效
   D. 美沙拉秦灌肠剂仅能作用于直肠局部病变
   E. 美沙拉秦通过结构中的磺胺吡啶所具有的抗

菌活性产生治疗作用

【考点提示】 A。氨基水杨酸类药物治疗炎症性肠病的主要成分为 5-氨基水杨酸 (5-ASA), 5-ASA 的通用名为美沙拉秦（同美沙拉嗪）。该类药物通过在肠道内发挥局部黏膜抗炎作用起效，而不是全身作用。

2. 关于该患者用药注意事项的说法，正确的是( )
   A. 美沙拉秦缓释片不可随餐服用，必须空腹服用
   B. 用药期间需常规补充叶酸
   C. 美沙拉秦缓释片可掰开后服用，但不能咀嚼
   D. 美沙拉秦灌肠剂应清晨给药
   E. 无须监测肾功能，但需监测血常规

【考点提示】 C。口服 5-ASA 的缓释、控释制剂均不能咀嚼，以免破坏药物制剂的结构。5-ASA 肠溶片应于餐前 1 小时整片吞服；缓释片由多个微颗粒组成，可掰开后服用或与水（橘汁）混合为混悬液后饮用，可随餐服用；缓释颗粒应以水漱服，可随餐服用。灌肠剂于睡前经灌药器将药液挤入直肠内。给药时取左侧卧位，左腿伸直、右膝屈曲，以便给药。给药后应保持卧位至少 30 分钟，使药液分布于整个直肠；如可能，应尽量保留药液于体内整晚。服用该类药物期间注意监测全血细胞计数和尿液检查。一般情况下，在治疗开始 2

周后进行检查。此后,每用药4周进行相应检查;2~3次检查结果未见异常后,每3个月应进行1次血清尿素氮、血肌酐和尿沉渣等反映肾功能的检查。

第四节　肠易激综合征

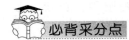

1. 肠易激综合征(IBS)是一种反复腹痛,并伴**排便异常或排便习惯改变**的功能性肠病。

2. 肠易激综合征采用**罗马Ⅳ诊断标准**。

3. 肠易激综合征以**女性**为主(男女比例约为1:2),发病年龄高峰为20~45岁。

4. IBS **一般治疗**:①避免诱发或加重症状的食物,调整相关的生活方式;②生活方式和社会行为的调整。

5. **利福昔明**被美国FDA批准用于治疗腹泻型IBS,3次/日,疗程14日,最多使用2个疗程。

6. **益生菌**可改善IBS患者总体症状并减少排便次数,缓解腹泻和腹痛等。主要药物有双歧杆菌四联活菌、双歧杆菌三联活菌等。

7. 5-HT_3受体阻断剂包括**阿洛司琼、昂丹司琼、雷莫司琼**。

8. **洛哌丁胺**是一种外周作用的 κ 阿片受体激动剂，这是唯——种用于 IBS 患者的止泻药物。

9. **奥替溴铵**为治疗腹泻型 IBS 的一线药物；其他药物包括抗胆碱药与钙通道阻滞剂（西托溴铵、东莨菪碱、山莨菪碱、美贝维林）。

10. 离子通道调节剂**曲美布汀**对胃肠道有双向调节作用，通常成人每次 100~200mg，每日 3 次。

11. **利那洛肽**是鸟苷酸环化酶 C 激动剂，用于便秘型 IBS。

12. **鲁比前列酮**为局限性氯离子通道激动剂，用于 18 岁以上女性腹泻型 IBS 患者。

13. 小剂量**三环类**抗抑郁药物具有抗胆碱能作用，可延缓胃肠道转运时间，对腹泻型 IBS 效果尤为明显，是治疗 IBS 患者的一种低成本选择。

14. 其他治疗药物：①**聚乙二醇 4000** 用于便秘型 IBS。②双八面体蒙脱石主要用于腹泻型 IBS；成人口服给药，1 次 1 袋，每日 3 次。③复方地芬诺酯是盐酸地芬诺酯和阿托品的复方制剂。

15. 蒙脱石服用时应将该药倒入 50mL 温水中**充分稀释**，摇匀服用。不能将该药直接倒入口中用水冲服或用水调成糊状、丸状服用，以免造成该药在消化道黏膜表面分布不均匀，影响疗效。

药学综合知识与技能

16. 地芬诺酯本身具有**中枢神经系统抑制**作用，故不宜与巴比妥类、阿片类、水合氯醛、乙醇、格鲁米特或其他中枢抑制药合用。

17. 洛哌丁胺若发生漏服，**不可补服**，恢复常规服药规律即可，且下次剂量不要加量。

18. 服用解痉药物时间宜在**餐前半小时**。

19. 匹维溴铵服用时**切勿嚼碎、咀嚼**，宜在进餐时用水吞服，不宜睡前吞服。

20. 在服用微生态制剂时，如为活菌制剂，需用**≤40℃的温开水**送服，以免制剂中有效成分受到破坏。

21. 培菲康（双歧杆菌三联活菌）、金双歧（双歧杆菌-乳杆菌三联活菌）等都要求于**2～8℃避光保存**，聚克（复方乳酸菌）要求遮光密封凉暗处保存，美常安（枯草杆菌二联活菌）要求室温干燥并于避光处保存。

历年考题

【A型题】治疗肠易激综合征（腹泻型）的药物中应避免睡前服用的是（　　）

A. 匹维溴铵　　　　　B. 曲美布汀

C. 洛哌丁胺　　　　　D. 复方地芬诺酯

E. 蒙脱石散

【考点提示】A。匹维溴铵无明显的抗胆碱不良反应，故可用于合并前列腺增生症、尿潴留和青光眼的肠易激综合征患者。该药服用时切勿嚼碎、咀嚼，宜在进餐时用水吞服，不宜睡前吞服。

第五节 胆石症与胆囊炎

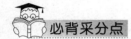

1. 胆石按其所含化学成分分为<u>胆固醇、胆色素和混合性结石</u>等不同种类。

2. 胆石根据部位分为<u>胆囊结石、肝外胆管结石和肝内胆管结石</u>等类型。

3. 胆囊炎是指胆囊壁因化学刺激和细菌感染引起的炎症性疾病，绝大多数由<u>胆囊内结石堵塞或嵌顿于胆囊管或胆囊颈</u>所致。

4. 胆囊炎根据其病程及发作情况可分为<u>急性、亚急性与慢性胆囊炎</u>。

5. <u>胆囊结石</u>是慢性胆囊炎最常见的危险因素。

6. 胆石症及慢性胆囊炎多数患者以<u>胆绞痛</u>就诊，位于右上腹并向右肩背部放射，常在饱餐或进食油腻食物后加重，重者伴有恶心、腹胀。

7. 胆石症及慢性胆囊炎体检可出现肝大、右季肋部有叩击痛，**Murphy 征可呈阳性**，胆囊穿孔可出现急性腹膜炎体征。

8. 对于胆石症合并急性胆囊炎的患者应**卧床休息、禁食**，必要时做胃肠减压，解除梗阻，降低胆囊张力；并应用抗菌药物进行治疗。

9. 匹维溴铵需进餐时**整片吞服**，不可咀嚼或掰嚼，不宜卧位或睡前服用。

10. **熊去氧胆酸**适用于不宜手术治疗、胆囊有收缩功能、直径较小的胆固醇结石患者。

11. **消炎利胆片**具有清热、祛湿、利胆的药理效应，适用于急性胆囊炎恢复期。

12. 胆道感染在选用抗菌药物时可首选**第三代头孢菌素**（如头孢他啶、头孢曲松）与甲硝唑联用，也可选用头孢哌酮-舒巴坦、哌拉西林-他唑巴坦。

13. 胆石症患者发生胆囊癌的风险增高，因此应**定期监测 B 超检查**。

历年考题

【A 型题】用于胆石症的非手术治疗，属于钙通道阻滞剂，不可掰开嚼碎，避免卧位服用的药物是(　　)

A. 熊去氧胆酸片　　B. 鹅去氧胆酸片
C. 匹维溴铵片　　　D. 山莨菪碱片

消化系统常见疾病 第九章

E. 消炎利胆片

【考点提示】C。匹维溴铵为一种对胃肠道平滑肌有高度选择性解痉作用的钙通道阻滞剂，阻断 Ca^{2+} 进入肠壁平滑肌细胞而达到解痉作用，并增加肠道蠕动能力和胆道口括约肌松弛性，但不影响 LES 的压力，也不引起十二指肠反流。与心血管平滑肌细胞的亲和力很低，不会引起血压变化。进餐时需整片吞服，不可咀嚼或掰嚼，不宜卧位或睡前服用。

第十章 常见内分泌及代谢性疾病

第一节 甲状腺功能亢进症

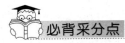
必背采分点

1. 由于甲状腺腺体本身功能亢进，**甲状腺激素合成和分泌增加**所致的甲状腺毒症称为甲状腺功能亢进症，简称甲亢。

2. 甲状腺疾病有一定的**遗传倾向**，女性、有家族史、受到精神创伤和感染者发病率较高。

3. 引起甲亢的**病因**包括Graves病（简称GD）、多结节性甲状腺肿伴甲亢（毒性多结节性甲状腺肿）、甲状腺自主性高功能腺瘤、碘甲亢、垂体性甲亢、绒毛膜促性腺激素（HCG）相关性甲亢。

4. **TSAb**是甲亢的致病性抗体。

5. 甲亢有不同程度的**甲状腺肿大和突眼**等特征性体征。

6. 少数老年患者高代谢症状不典型，而仅表现为乏力、心悸、厌食、抑郁、嗜睡、体重明显减轻，称为"**淡漠型甲亢**"。

7. 常用的抗甲状腺药物（ATD）包括**硫脲类和咪唑类**，硫脲类包括丙硫氧嘧啶（PTU）和甲硫氧嘧啶等；咪唑类包括甲巯咪唑（MMI）和卡比马唑（CMZ）等。

8. **碳酸锂**可抑制甲状腺激素分泌，主要用于对常用 ATD 和碘剂均不耐受的患者临时控制甲状腺毒症。

9. **MMI** 初始剂量 30～45mg/d 或 PTU 成人初始剂量 300～450mg/d，分 3 次口服；MMI 作用维持时间长，可每天单次服用。

10. 当症状消失，血中甲状腺激素水平接近正常后，ATD 逐渐减量。减量时，可根据病情**每 2～4 周递减药量 1 次**，每次 MMI 减量 5～10mg（PTU 50～100mg）；减至最低有效剂量时维持治疗，MMI 为 5～10mg/d，PTU 为 50～100mg/d；总疗程 1～1.5 年。

11. **放射性^{131}I 治疗**在美国等西方国家是治疗成人甲亢的首选疗法，但在我国使用频度相对较低。

12. 手术治疗甲亢的治愈率可达**95% 左右**，复发率 0.6%～9.8%。

13. 妊娠期的甲亢孕妇首选**丙硫氧嘧啶**。

14. 甲巯咪唑和丙硫氧嘧啶可由乳汁分泌，引起婴

药学综合知识与技能

儿甲状腺功能减退,故服药后**不宜哺乳**;若必须用药,首选丙硫氧嘧啶,因其乳汁分泌量较小。

15. 服用碳酸锂时应**监测药物浓度**,当血锂浓度>1.5mmol/L,可出现不同程度的中毒症状;当血锂浓度超过1.5~2.0mmol/L可能危及生命。

16. 12岁以下儿童每日碘摄入量为50~120μg,12岁以上儿童为**150μg**,妊娠期及哺乳期妇女为200μg。

17. 甲亢患者应尽量避免服用含碘的药物(如胺碘酮、西地碘等),并**禁食富碘食物**(如海带、紫菜、虾皮等海产品,碘盐等)。

历年考题

【A型题】1. 患者,女,21岁,近半年来食欲亢进,多汗,体重明显减轻,伴有乏力、心悸。就诊查体见双手震颤,心率104次/分,化验结果:血清促甲状腺素(TSH)<0.1mU/L,FT_3、FT_4明显升高,肝肾功能基本正常,白细胞计数正常,诊断为甲状腺功能亢进症。首选的治疗方案是( )

A. 碘化钾治疗,定期复查

B. 注意休息,补充营养,使用甲巯咪唑治疗

C. 选用^{131}I治疗

D. 甲状腺次全切除手术

E. 避免服用高含碘食物，使用碳酸锂治疗

【考点提示】B。甲亢的主要治疗药物是应用抗甲状腺药，如丙硫氧嘧啶、甲巯咪唑；其他治疗药物有碳酸锂，可抑制甲状腺激素分泌，主要用于对于抗甲状腺药和碘剂均过敏的患者，临时控制甲状腺毒症。对甲亢初治患者、新生儿、儿童和20岁以下的患者，首选抗甲状腺药治疗。

【A型题】2. 患者，男，41岁，因甲状腺功能亢进症，服用甲巯咪唑治疗5个月，目前剂量是10mg qd，今日查血常规：白细胞1.50×10^9/L（成人正常参考值为4×10^9/L~10×10^9/L），中性粒细胞0.5×10^9/L（成人正常参考值为1.8×10^9/L，6.3×10^9/L）。根据血常规检查结果，关于该患者用药方案调整的说法，正确的是（　　）

A. 将甲巯咪唑减量至每日5mg
B. 甲巯咪唑减量至每日5mg，并加用粒细胞集落刺激因子
C. 停用甲巯咪唑，严密观察，必要时加用粒细胞集落刺激因子
D. 停用甲巯咪唑，改为丙硫氧嘧啶50mg tid
E. 停用抗甲状腺药，立即手术治疗

【考点提示】C。

【X型题】3. 甲状腺功能亢进症的临床表现包括（　　）

A. 声音嘶哑、毛发稀疏、眉毛外端1/3脱落
B. 多食、消瘦、多汗、激动等高代谢症候群
C. 神经和血管兴奋性增强，如心悸、手颤
D. 不同程度的突眼和甲状腺肿大等特征性体征
E. 少数老年患者可表现为乏力、体重明显减轻，称为"淡漠型甲亢"

【考点提示】BCDE。甲状腺功能亢进症的临床表现：①多食、消瘦、畏热、多汗、心悸、激动等高代谢症候群。②神经和血管兴奋性增强，如手颤、心动过速、心脏杂音，严重者可有心脏扩大、心房纤颤、心力衰竭等严重表现。③不同程度的甲状腺肿大和突眼等特征性体征。④严重者可出现甲亢危象、昏迷甚至危及生命。⑤少数老年患者高代谢症状不典型，而仅表现为乏力、心悸、厌食、抑郁、嗜睡、体重明显减轻，称为"淡漠型甲亢"。

第二节　甲状腺功能减退症

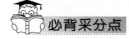

1. 下丘脑病变引起的甲减称为<u>三发性甲减</u>。

2. 根据甲减的程度可分为**临床甲减和亚临床甲减**。

3. 原发性甲减是由于甲状腺腺体本身病变引起的甲减，占全部甲减的**95%以上**，其中 90% 以上原发性甲减是由自身免疫、甲状腺手术和甲亢 ^{131}I 治疗所致。

4. 心肌黏液性水肿导致心肌间质水肿、心肌纤维肿胀、心肌收缩力损伤，表现为心动过缓、心包积液和心脏增大，有学者称之为"**甲减性心脏病**"。

5. 黏液性水肿昏迷见于病情严重患者，多在**冬季寒冷**时发病。

6. 血清 TSH 增高，**TT_4、FT_4** 降低是诊断甲减的必备指标。

7. 亚临床甲减仅有血清 TSH 增高，但是**血清 T_4 或 T_3** 正常。

8. 实验室检查血清 TSH 减低或者正常，TT_4、FT_4 减低，考虑**中枢性甲减**。

9. X 线检查：晚期甲减可见心脏向两侧增大，可伴心包积液和**胸腔积液**。部分患者有蝶鞍增大。

10. 甲状腺癌术后的患者需要左甲状腺素（L – T_4）剂量大约 **2.2μg/（kg·d）**。

11. 黏液性水肿昏迷的治疗：补充甲状腺激素首选 **T_3 静脉注射**，每 4 小时 10μg，直至患者症状改善，清醒后改为口服。

12. 左甲状腺素钠片应于**早餐前半小时**，空腹，将1日剂量一次性用水送服。

13. 继发于垂体疾病的甲状腺功能减退症必须确定是否同时伴有肾上腺皮质功能不全，如果存在时，必须首先给予**糖皮质激素**治疗。

历年考题

【A型题】1. 下列关于甲状腺功能减退患者激素替代治疗的说法，错误的是（　　）

A. 需要终身服药

B. 服用过量可能出现甲状腺功能亢进症状

C. 左甲状腺素应于早餐前半小时空腹服用

D. 妊娠期妇女必须联合使用丙酸氧嘧啶

E. 治疗目标是将 TSH 和甲状腺激素水平恢复到正常范围

【考点提示】D。左甲状腺素（L-T_4）治疗目标是将血清 TSH 和甲状腺激素水平恢复到正常范围内，需要终生服药）。个别病例由于对剂量不耐受或者服用过量，特别是由于治疗开始时剂量增加过快，可能出现甲状腺功能亢进症状，包括手抖、心悸、心律不齐、多汗、腹泻、体重下降、失眠和烦躁，必要时需停药，直至不良反应消失后再从更小的剂量开始。T_4 的半衰期是7天，所以可

常见内分泌及代谢性疾病 第十章

以每天早晨服药 1 次。妊娠期间不宜用左甲状腺素与抗甲状腺药物共同治疗甲状腺功能亢进症,因加用左甲状腺素会使抗甲状腺药物剂量增加,而与左甲状腺素不同,抗甲状腺药物能通过胎盘而降低胎儿甲状腺功能。

【A 型题】2. 患者,女,34 岁,因易疲劳、体重增加、反应迟钝、肌肉痉挛就诊,化验结果显示 TSH 增高,TT3、TT4 减低,临床诊断为甲状腺功能减退,使用左甲状腺素钠 100μg qd 治疗。药师对该患者的用药指导,正确的是(　　)

　　A. 早餐后半小时,顿服
　　B. 早餐前半小时,顿服
　　C. 睡前顿服
　　D. 晚餐后顿服
　　E. 可在一天中任意时间服用

【考点提示】B。左甲状腺素钠片应于早餐前半小时,空腹,将 1 日剂量 1 次性用水送服。

第三节　糖尿病

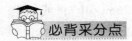

1. 糖尿病(DM)分型:1 型糖尿病(T1DM)、**2**

型糖尿病（T2DM）、其他特殊类型糖尿病、妊娠糖尿病（GDM）。

2. 糖尿病代谢紊乱症候群常被描述为"**三多一少**"，即多尿、多饮、多食、体重减轻。

3. 1 型糖尿病任何年龄均可发病，但**30 岁前最常见**。

4. 1 型糖尿病患者血糖显著升高，经常反复出现**酮症**。

5. 1 型糖尿病患者胰岛功能基本丧失，需要**终生**应用胰岛素替代治疗。

6. 2 型糖尿病一般有**家族遗传病史**。

7. **糖尿病酮症酸中毒**是最常见的糖尿病急症。

8. 微血管病变以**糖尿病肾病和糖尿病视网膜病变**尤为重要。

9. **糖尿病足**是糖尿病最严重和治疗费用最多的慢性并发症之一。

10. 糖尿病诊断依据：典型糖尿病症状（烦渴多饮、多尿、不明原因体重下降等）加上随机血糖≥11.1mmol/L（200mg/dL）；或加上**空腹（至少 8 小时没有进食热量）血糖**≥7.0mmol/L（126mg/dL）；或加上葡萄糖负荷后 2 小时血糖≥11.1mmol/L（200mg/dL）。

11. 糖尿病治疗的**近期目标**是通过控制高血糖和相

关代谢紊乱以消除糖尿病症状并防止出现急性严重代谢紊乱。

12. **2型糖尿病**的治疗策略包括降血糖、降血压、调节血脂、抗血小板聚集、控制体重和改善生活方式等。

13. 2型糖尿病的首选治疗药物是**二甲双胍**,若无禁忌证,二甲双胍应一直保留在糖尿病的药物治疗方案中。

14. **消渴丸**是含有格列本脲和多种中药成分的固定剂量复方制剂,其降糖效果与格列本脲相当。

15. **胰岛素**治疗是控制高血糖的重要手段。

16. 按作用起效快慢和维持时间,胰岛素(包括人和动物)可分为**短效、中效、长效和预混胰岛素**;胰岛素类似物分为**速效、长效和预混胰岛素类似物**。

17. 基础胰岛素使用方法:继续口服降糖药治疗,联合中效人胰岛素或长效胰岛素类似物**睡前注射**。起始剂量为0.1~0.3U/(kg·d)。根据患者空腹血糖水平调整胰岛素用量,通常每3~5天调整1次,每次调整1~4U,直至空腹血糖达标。

18. **每日1次**预混胰岛素:起始剂量一般为0.2U/(kg·d),晚餐前注射。根据患者空腹血糖水平调整胰岛素用量,通常每3~5天调整1次,每次调整1~4U,

直至空腹血糖达标。

19. **每日 2 次**预混胰岛素：起始剂量一般为 0.2～0.4U/（kg·d），按 1∶1 的比例分配到早餐前和晚餐前。根据空腹血糖和晚餐前血糖分别调整早餐前和晚餐前的胰岛素用量，每 3～5 天调整 1 次，每次调整 1～4U，直至血糖达标。

20. **餐时＋基础胰岛素**：根据睡前血糖和餐前血糖的水平分别调整睡前和餐前的胰岛素用量，每 3～5 天调整 1 次，每次调整 1～4U，直至血糖达标。

21. CSII 的主要**适用人群**有 1 型糖尿病患者、计划受孕和已孕的糖尿病妇女或需要胰岛素治疗的 GDM 患者、需要胰岛素强化治疗的 2 型糖尿病患者。

22. 对于糖化血红蛋白≥9.0% 或空腹血糖≥11.1mmol/L 伴明显高血糖症状的新诊断 2 型糖尿病患者，可实施**短期胰岛素强化治疗**。

23. **双胍类药物**禁用于肾功能不全、肝功能不全、严重感染、缺氧或接受大手术的患者。

24. **格列美脲**用于 CKD3～4 期的患者时，应从小剂量开始用药，即起始剂量为每日 1mg。

25. 伏格列波糖仅微量被吸收，分布于肠黏膜和肾脏，可用于 CKD1～3 期患者，慎用于 **CKD4～5 期**患者。

26. **CKD3 期以上**的患者胰岛素用量需减少。

常见内分泌及代谢性疾病 第十章

27. 一旦出现低血糖,立即**口服葡萄糖水**、糖块、巧克力、甜点或静脉给予葡萄糖注射液。

28. 每次注射时应**变换注射部位**,两次注射点要间隔2cm,以确保胰岛素稳定吸收,同时防止发生皮下脂肪营养不良。

29. 未开启的胰岛素应**冷藏保存**,冷冻后的胰岛素不可再应用。

历年考题

【A型题】1. 患者,男,66岁,2型糖尿病,长期口服二甲双胍、格列美脲,近日查空腹血糖12.3mmol/L,糖化血红蛋白9.0%,主诊医师加用"甘精胰岛素每日1次+门冬胰岛素每日3次"。关于该患者药物治疗方案的说法,正确的是(　　)

A. 门冬胰岛素应在三餐前30分钟皮下注射

B. 因采用一日多次胰岛素治疗,格列美脲应停用

C. 患者为2型糖尿病,加用胰岛素一日4次方案不适宜

D. 甘精胰岛素应避免与二甲双胍联合使用

E. 因采用一日多次胰岛素治疗,二甲双胍应停用

【考点提示】B。2型糖尿病的首选治疗药物是二甲双胍,若无禁忌证,二甲双胍应一直保留在糖尿病的药物

治疗方案中。胰岛素的多次注射使用方法如下：①餐时＋基础胰岛素：根据睡前血糖和餐前血糖的水平分别调整睡前和餐前的胰岛素用量，每3~5天调整1次，每次调整1~4U，直至血糖达标。开始使用"餐时＋基础胰岛素"方案时，可在基础胰岛素的基础上采取仅在一餐前（如主餐）加用餐时胰岛素的方案，之后根据血糖的控制情况决定是否在其他餐前加用餐时胰岛素。②每日2~3次预混胰岛素（预混人胰岛素每日2次，预混胰岛素类似物每日2~3次）：根据睡前血糖和三餐前血糖水平进行胰岛素剂量调整，每3~5天调整1次，直到血糖达标。采用多次胰岛素治疗时应停用促胰岛素分泌剂。

【B型题】（2~3题共用备选答案）

A. 门冬胰岛素　　　　B. 精蛋白锌胰岛素
C. 低精蛋白锌胰岛素　D. 普通胰岛素
E. 地特胰岛素

2. 患者，男，47岁，2型糖尿病病史，饮食不规律，近期因口服降糖药疗效不佳，欲改为三餐前即刻使用胰岛素或胰岛素类似物控制血糖，应选用的药物是（　　）

3. 患者，男，34岁，因糖尿病酮症酸中毒入院，需静脉给予胰岛素或胰岛素类似物，应选用的药物是（　　）

【考点提示】 A、D。门冬胰岛素属于速效胰岛素，餐前5~10分钟给药。普通胰岛素，餐前15~30分钟给药，抢救糖尿病酮症酸中毒和高血糖高渗性昏迷（静脉）。

【C型题】（4~5题共用题干）

患者，女，45岁，身高160cm，体重75kg，临床诊断2型糖尿病，实验室检查，空腹血糖5.7mmol/L（参考值范围3.9~6.1mmol/L），餐后血糖15.1mmol/L（正常值<7.6mmol/L），糖化红蛋白7.1%（正常值4.8%~6.0%），经饮食控制、规律锻炼、血糖控制，认为达到理想水平。

4. 该患者糖尿病治疗，首选药物是（　　）
   A. 胰岛素　　　　　　　B. 格列齐特
   C. 二甲双胍　　　　　　D. 胰岛素+二甲双胍
   E. 罗格列酮+二甲双胍

【考点提示】 D。2型肥胖型糖尿病患者（体重超过理想体重10%），首选二甲双胍。胰岛素是最有效的降糖药物，按作用时间长短分为超短效、短效、中效、长效、超长效等胰岛素。

5. 该患者经治疗2周后，空腹血糖恢复正常，餐后血糖仍未达标，最适宜加用的降糖药物是（　　）
   A. 磺酰脲类　　　　　　B. 噻唑烷二酮类

C. 双胍类　　　　　　　　D. 胰岛素

E. α 葡萄糖苷酶抑制剂

【考点提示】E。单纯餐后血糖高，而空腹和餐前血糖不高，首选α-葡萄糖苷酶抑制剂。

第四节　骨质疏松症

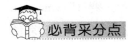

必背采分点

1. 骨质疏松症可发生于不同性别和年龄，但多见于**绝经后女性**和**老年男性**。

2. 骨质疏松症的严重后果是发生**骨质疏松性骨折（脆性骨折）**，大大增加了老年人的病残率和死亡率。

3. 原发性骨质疏松症分为两种：①**绝经后骨质疏松症（Ⅰ型）**一般发生在女性绝经后5～10年内；②**老年性骨质疏松症（Ⅱ型）**一般指老年人70岁后发生的。

4. 骨质疏松症严重者可有**身高缩短**和驼背。

5. 病史和体检是临床诊断的基本依据，确诊依赖于**X线检查**或骨密度测定。

6. **双能X线吸收法（DXA）**是目前公认的骨密度检查，与正常年轻人相比，骨密度下降2.5个标准差，即T值≤-2.5诊断为骨质疏松；T值≥-1.0为正常，

−2.5＜T值＜−1.0为骨量减少。

7. 我国营养学会制定的成人每日钙摄入推荐量**800mg（元素钙量）**是维护骨骼健康的适宜剂量。

8. 如果饮食中钙供给不足可选用钙剂补充，绝经后女性和老年人每日钙摄入推荐量为**1000～1200mg**。

9. 我国老年人平均每日从饮食中获钙约400mg，故每日应补充的元素钙量为**500～600mg**。

10. 常用钙剂有**碳酸钙和枸橼酸钙**。

11. 《中国居民膳食营养素参考摄入量（2013版）》建议，成人推荐维生素D摄入量为**400IU（10μg）/d**；65岁及以上老年人因缺乏日照以及摄入和吸收障碍而常有维生素D缺乏，推荐摄入量为600IU（15μg）/d；可耐受最高摄入量为2000IU（50μg）/d。

12. 维生素D用于骨质疏松症防治时，剂量可为**800～1200IU/d**。

13. 目前用于治疗骨质疏松症的活性维生素D及其类似物有**1α-羟维生素 D_3（α-骨化醇）、1,25-双羟维生素 D_3（骨化三醇）和艾迪骨化醇**。

14. 抗骨质疏松症药物按作用机制可分为**骨吸收抑制剂、骨形成促进剂、其他机制类药物及传统中药**。

15. 原发性骨质疏松症通常首选使用具有**较广抗骨折谱**的药物（如阿仑膦酸钠、唑来膦酸盐、利塞膦酸钠和迪诺塞麦等)。

16. **双膦酸盐**是目前临床上应用最为广泛的抗骨质疏松症药物。

17. 目前用于防治骨质疏松症的双膦酸盐主要包括**阿仑膦酸钠、唑来膦酸盐、利塞膦酸钠、伊班膦酸钠、依替膦酸二钠和氯膦酸二钠等**。

18. 目前应用于临床的**降钙素类制剂**有两种：鳗鱼降钙素类似物和鲑鱼降钙素类似物。

19. 绝经激素治疗（MHT）包括**雌激素补充疗法（ET）和雌激素、孕激素补充疗法（EPT）**，用于有绝经期症状的绝经后骨质疏松症的防治。

20. **雷洛昔芬**仅用于绝经后妇女，不适用于男性骨质疏松症患者。

21. 口服双膦酸盐应于**早晨空腹给药**。为避免对食管和胃的刺激，建议用足量水送服，服药时保持上身直立的坐位或站位，服后 30 分钟内不宜进食和卧床，不宜饮牛奶、咖啡、茶、矿泉水、果汁和含钙饮料。

22. 日光照可以使皮肤维生素 D 合成增加，促进骨钙沉积，可采取**上臂暴露日光浴 15~20 分钟**的方法。

历年考题

【A 型题】1. 下列关于口服阿仑膦酸钠使用注意事

常见内分泌及代谢性疾病 第十章

项的说法,错误的是( )

  A. 口服后30分钟内应保持立位或坐位

  B. 应避免同时使用两种双膦酸盐

  C. 随餐服用,并大量饮水,可增加吸收,减少胃肠道刺激

  D. 食管炎为典型不良反应

  E. 已批准用于提早绝经女性骨质疏松的防治

【考点提示】C。口服阿仑膦酸钠应餐前服用,并大量饮水。

【B型题】(2~3题共用备选答案)

  A. 尼尔雌醇   B. 阿仑膦酸钠

  C. 氢氯噻嗪   D. 尿促性素

  E. 苯妥英钠

2. 对绝经后骨质疏松症者在维生素D和钙制剂治疗基础上,可联合选用( )

3. 对老年性骨质疏松症者在维生素D和钙制剂治疗基础上,可联合选用( )

【考点提示】A、B。妇女绝经后骨质疏松在钙制剂+维生素D基础上,联合雌激素或选择性雌激素受体调节剂治疗。老年性骨质疏松可选钙制剂、维生素D或一种骨吸收抑制剂(以双膦酸盐尤其是阿仑膦酸钠为宜)的"三联药物"治疗。

第五节　高尿酸血症与痛风

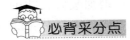

必背采分点

1. 5%~12%的高尿酸血症者最终发展为**痛风**。

2. 痛风可分为**无症状 HUA 期、痛风性关节炎急性发作期、痛风性关节炎发作间歇期、慢性痛风性关节炎期**。

3. 痛风性关节炎急性发作期有药物、饮酒和饮食等诱因，**中青年男性**多见。

4. **痛风结石**是常见于关节周围、耳轮等处的黄白色赘生物，是慢性痛风性关节炎期最常见的特征性改变。

5. 尿酸结晶形成肾结石，出现肾绞痛或血尿；在肾间质沉积及阻塞肾集合管而形成**痛风性肾病**，可出现蛋白尿、高血压、肾功能不全等表现。

6. 对有炎症的关节可行**红外线理疗**、透热疗法、矿泉浴、泥沙疗法、推拿按摩。

7. 抑制尿酸生成药物通过抑制黄嘌呤氧化酶活性，减少尿酸合成，常用药物包括**别嘌醇和非布司他**等。

8. **苯溴马隆**：成人初始剂量 25~50mg/d，2~5 周后根据血尿酸水平调整剂量至 75mg/d 或 100mg/d，早餐后服用。

9. **拉布立酶**是一种重组尿酸氧化酶,主要用于预防和治疗血液系统恶性肿瘤患者的急性 HUA,尤其适用于放疗或化疗所致的 HUA。

10. **普瑞凯希**是一种聚乙二醇重组尿酸氧化酶,适用于大部分难治性痛风,可用于其他药物疗效不佳或存在禁忌证的成年难治性痛风患者。

11. 碱化尿液治疗可选择**碳酸氢钠和枸橼酸盐**。

12. 痛风急性发作期应**卧床休息,抬高患肢,局部冷敷**。

13. **秋水仙碱**或非甾体抗炎药(NSAIDs)是急性痛风性关节炎发作的一线治疗药物。

14. 全身给药时,**口服泼尼松** 0.5mg/(kg·d) 连续用药 5~10 日停药;或者 0.5mg/(kg·d) 用药 2~5 日后逐渐减量,总疗程 7~10 日。

15. 对于痛风结石较大、压迫神经或痛风结石破溃、经久不愈者可考虑**手术治疗**,但患者术后仍须接受规范化抗痛风综合治疗。

16. 丙磺舒治疗初期,由于尿酸盐从关节析出,可能会加重痛风发作,因此在用药期间应摄入**充足的水分**(2500mL/d),并维持尿液呈微碱性,保证尿液 pH 在 6.0~6.5。

17. 苯溴马隆治疗时注意**大量饮水**,保持尿量超过

2000mL/d，碱化尿液（尿液 pH 维持于 6.5）。

18. **别嘌醇**服用后可出现眩晕，用药期间不宜驾驶车船、飞机和操作机械。

历年考题

【A 型题】1. 痛风缓解期宜选用的治疗药物是（　　）
A. 苯溴马隆　　　　　　B. 阿司匹林
C. 秋水仙碱　　　　　　D. 泼尼松
E. 双氯芬酸钠

【考点提示】A。苯溴马隆用于痛风缓解期，促进尿酸排泄。阿司匹林禁用于痛风患者。秋水仙碱、泼尼松、双氯芬酸钠用于痛风急性期。

【B 型题】（2~3 题共用备选答案）
A. 碳酸氢钠　　　　　　B. 非布司他
C. 别嘌醇　　　　　　　D. 秋水仙碱
E. 氟溴马隆

2. 可迅速控制痛风急性期症状的药物是（　　）

3. 患者用药前建议筛查 HLA-B*5801 基因，阳性者禁用的药物是（　　）

【考点提示】D、C。痛风急性发作期尽早给予药物控制急性发作，越早治疗效果越佳。秋水仙碱或非甾体抗炎药（NSAIDs）是急性痛风性关节炎发作的一线治疗药物。HLA-B*5801 基因在中国（汉族）、韩国、泰国人中阳性率显著高于白种人，推荐在服用别嘌醇治疗前进行该基因筛查，阳性者禁用。

【C 型题】(4~5 题共用题干)

患者，男，64 岁，因右足肿痛就诊。查体：右脚第一趾关节红肿，触痛明显。化验结果：血尿酸 588.1μmol/L。诊断为急性痛风性关节炎。患者合并高血压、高胆固醇血症、冠心病，目前正服用氢氯噻嗪片 25mg qd、美托洛尔缓释片 47.5mg qd、赖诺普利片 20mg qd、辛伐他汀片 10mg qn、阿司匹林肠溶片 100mg qd。

4. 患者首选的抗炎药是（　　）
   A. 别嘌醇片
   B. 阿司匹林片（300mg）
   C. 贝诺酯片
   D. 双氯芬酸钠片
   E. 泼尼松片

【考点提示】D。痛风急性发作期对有剧痛者首选对乙酰氨基酚（胃肠道不良反应小，但是无抗炎作用）、吲哚美辛或双氯芬酸，次选布洛芬或尼美舒利。

5. 患者正在使用的药物中，可使血尿酸水平升高的是（　　）
   A. 氢氯噻嗪和辛伐他汀

B. 美托洛尔和赖诺普利
C. 美托洛尔和辛伐他汀
D. 氢氯噻嗪和阿司匹林
E. 阿司匹林和赖诺普利

【考点提示】D。避免应用可致血尿酸水平升高的药物：①NSAIDs，贝诺酯。②利尿剂，氢氯噻嗪、呋塞米、托拉塞米、依他尼酸。③胰岛素。④免疫抑制剂，环孢素、硫嘌呤、麦考酚吗乙酯、他克莫司、西罗莫司、巴利昔单抗。⑤抗菌药物，青霉素、洛美沙星、莫西沙星；抗结核药（吡嗪酰胺、乙胺丁醇）等减少尿酸排泄而引起高尿酸血症。⑥维生素 C、维生素 B_1。⑦抗肿瘤药。

第六节　佝偻病

必背采分点

1. 佝偻病是一类多因素导致钙磷代谢异常、骨化障碍而引起以骨骼病变为主要特征的慢性疾病，常发生于**儿童生长发育期**。

2. **维生素 D 缺乏性佝偻病**最为常见，主要见于 2 岁以内的婴幼儿。

3. 孕妇维生素 D 缺乏易致**先兆流产**，胎儿脑、骨及免疫功能发育障碍。

4. 婴幼儿维生素 D 缺乏可出现"枕秃"。随着病情的进展，可出现颅骨软化、**方颅**、前囟迟闭、出牙较晚；肋骨串珠、鸡胸、漏斗胸；"O"或"X"形腿；脊柱后凸、侧弯以及肌肉与关节松弛（与低磷血症有关），生长发育迟缓等。

5. 佝偻病主要根据**血液生化检查和 X 线骨骼检查**等进行诊断。长骨骨骺软骨带明显增宽，干骺端呈"毛刷状""杯口状"改变等。

6. 我国推荐的预防原则为婴儿出生后应该尽早补充维生素 D **400~800IU/d**。

7. 早产儿、低出生体重儿、双胎儿出生后即应补充维生素 D **800~1000IU/d**，连用 3 个月后改为 400~800IU/d。

8. 维生素 D 用于佝偻病的治疗，口服剂量**2000~4000IU/d**（50~100μg/d），1 个月后改为维持量 400~800IU/d。

9. 0~1 岁的维生素 D 缺乏婴儿，建议用维生素 D_2 或 D_3 **2000IU/d 或 50000IU/W**，用 6 周以使血清 5-OH-维生素 D_3 水平达到 30μg/L（75nmol/L）以上，继而以 400~1000IU/d 维持。

10. 1~18 岁的维生素 D 缺乏儿童和青少年，建议用

维生素 D_2 或 D_3 2000IU/d 或 50000IU/W，用 6 周以使血清 25-OH-维生素 D_3 水平达 30μg/L（75nmol/L）以上，继而以 **600~1000IU/d** 维持。

11. 维生素 D 中毒后处理：立即停用维生素 D 及其强化食品或钙剂，停饮牛奶，<u>改饮豆浆</u>。泼尼松 2mg/（kg·d），口服；降钙素 50~100IU/d，肌注；或者用双膦酸盐。补充水分以加速钙排泄。

历年考题

【A 型题】1. 患儿，男，1 岁 4 个月，家长为预防幼儿缺钙，每日给患儿服用维生素 D 5000IU，3 个月后患儿出现乏力、恶心、呕吐、食欲不振等症状，化验结果：血钙 18mg/dL，25-OH-D_3 水平 632ng/mL。诊断为维生素 D 中毒。下列处理措施错误的是（　　）

A. 停用维生素 D 及强化食品
B. 停饮牛奶
C. 停用钙剂
D. 增加日晒
E. 多饮水

【考点提示】D。维生素 D 中毒后处理：立即停用维生素 D 及其强化食品或钙剂，停饮牛奶，改饮豆浆。泼尼松 2mg/（kg·d），口服；降钙素 50~100IU/d，肌注；或者用双膦酸盐。补充水分以加速钙排泄。

【A型题】2. 长期大量服用维生素D，可能引起的不良反应是(　　)

A. 出血倾向　　　　B. 皮肤干燥

C. 骨硬化　　　　　D. 体重增加

E. 视物模糊

【考点提示】C。大量连续应用维生素D可发生中毒，维生素D的推荐剂量为800~1200IU，与中毒剂量相差甚远。中毒的主要症状：乏力，血压增高，头痛，易激惹，呼吸道感染等；消化道症状：恶心，呕吐，口渴，食欲不振，腹泻或便秘等；泌尿系统表现：多尿，间质性肾炎，肾结石等。

第十一章 泌尿系统常见疾病

第一节 尿路感染

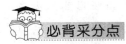
必背采分点

1. 尿路感染以**细菌感染**为主,极少数为真菌、原虫及病毒感染。

2. 在细菌感染中,革兰阴性杆菌为尿路感染最常见致病菌,其中以**大肠埃希菌**最为常见,约占全部尿路感染的85%。

3. 医院内感染、复杂性或复发性尿路感染、尿路器械检查后尿路感染则多为**条件致病菌**所致。

4. 如患者有突出的全身表现,体温>38℃,应考虑上尿路感染。分为**急、慢性肾盂肾炎**。

5. 急性肾盂肾炎可发生于各年龄段,**育龄女性**最多见。

6. 急性肾盂肾炎体格检查中会发现一侧或两侧肋脊角或**输尿管点压痛和(或)肾区叩击痛**。

7. 导管相关性尿路感染是指留置导尿管**48 小时内**发生的感染。

8. 急性膀胱炎短疗程疗法可选用磺胺类、喹诺酮类、半合成青霉素类或头孢菌素类等抗菌药物，任选一种药物连用**3 天**，约 90% 的患者可治愈。

9. 对半年内发生 2 次以上再感染者，可用长程低剂量抑菌治疗，即每晚临睡前排尿后服用**小剂量抗菌药物** 1 次，如复方磺胺甲噁唑 1~2 片或呋喃妥因 50~100mg 或左氧氟沙星 500mg，每 7~10 日更换药物 1 次，连用半年。

10. 孕妇的急性膀胱炎治疗时间为**3~7 日**。

11. 孕妇的急性肾盂肾炎应静脉滴注抗菌药物治疗，可用**半合成广谱青霉素或第三代头孢菌素**，疗程 2 周。

12. 尿培养须在应用抗生素之前或停用抗菌药物**7 天以后**留取，留取时建议留晨尿或尿液在膀胱中保留时间大于 6 小时。

13. **多饮水、勤排尿**，是最有效的预防尿路感染的方法。

14. 膀胱-输尿管反流者，要"**二次排尿**"，即每次排尿后数分钟再排尿一次。

历年考题

【A 型题】1. 患者，27 岁，妊娠 20 周，出现发热，

体温最高达38.5℃,体格检查:肾区叩痛,经相关实验室检查诊断为急性肾盂肾炎,宜选用的药物是( )

A. 甲硝唑 B. 头孢噻肟纳
C. 阿米星 D. 阿奇霉素
E. 诺氟沙星

【考点提示】B。妊娠期尿路感染宜选用毒性小的抗菌药物(阿莫西林、呋喃妥因或头孢菌素类等)。孕妇的急性膀胱炎治疗时间为3~7日。孕妇急性肾盂肾炎应静脉滴注抗菌药物治疗,可用半合成广谱青霉素或第三代头孢菌素,疗程两周。反复发生尿感者,可用呋喃妥因行长程低剂量抑菌治疗。

【A型题】2. 细菌性尿路感染最常见的致病菌是( )

A. 肠球菌 B. 铜绿假单胞菌
C. 克雷伯杆菌 D. 大肠埃希菌
E. 葡萄球菌

【考点提示】D。在细菌感染中,革兰阴性杆菌为尿路感染最常见致病菌,其中以大肠埃希菌最为常见,约占全部尿路感染的85%。大肠埃希菌最常见于无症状性细菌尿、非复杂性尿路感染或首次发生的尿路感染。医院内感染、复杂性或复发性UTI、尿路器械检查后UTI则多为条件致病菌所致。

第二节 尿失禁

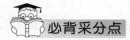

必背采分点

1. 尿失禁是指尿液不自主流出。患病率为**10%~60%**。

2. 尿失禁可以发生在任何年龄段，在<u>老年人群</u>中更为常见。

3. 尿失禁从临床表现可分为**暂时性尿失禁、压力性尿失禁（SUI）、急迫性尿失禁、充盈性尿失禁、混合性尿失禁**。

4. 暂时性尿失禁是由于精神、运动障碍或药物作用，不能及时排尿引起的暂时性/**可逆性**尿失禁。

5. 压力性尿失禁<u>**老年女性**</u>常见，尤其是肥胖者或经产妇。

6. 充盈性尿失禁<u>**老年男性**</u>多见，常见原因是良性前列腺增生症、前列腺癌和尿道狭窄。

7. 轻至中度的压力性尿失禁以非手术治疗为主，如**盆底肌训练**（Kegel 训练）可增强盆底支撑尿道的肌肉力量，是无创性治疗的基础。

8. 中至重度的压力性尿失禁可施行**手术治疗**，主要手术方法有阴道前壁修补术、耻骨后膀胱尿道悬吊术和尿道下方悬吊带术等。

9. 药物治疗主要是针对中至重度尿失禁患者应用，选择性 $α_1$ 肾上腺素受体激动剂，如**米多君** 2.5mg tid。

10. 药物治疗主要为**抗胆碱药物**，其通过竞争性抑制乙酰胆碱，从而抑制膀胱逼尿肌的不自主收缩，是治疗急迫性尿失禁的首选药物。代表药物有奥昔布宁、托特罗定、索利那新等。

11. 对不适于用抗胆碱药物者可选用 $β_3$ 肾上腺素受体激动剂，代表药物为**米拉贝隆**。

12. 所有尿失禁的患者首先应进行**非药物治疗**，包括生活方式改变及行为治疗。

历年考题

【A型题】患者，男，80岁，患有高血压、2型糖尿病、前列腺增生，近日出现暂时性尿失禁症状，怀疑与其服用的药物有关。复核其使用的药物，可能造成其尿失禁的药物是（　　）

A. 二甲双胍

B. 非那雄胺

C. 依那普利

D. 珍菊降压片（含氢氯噻嗪）

E. 消渴丸（含格列本脲）

【考点提示】 D。氢氯噻嗪是利尿剂,可以引起尿失禁。

第三节　下尿路症状/良性前列腺增生症

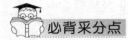

1. 下尿路症状(LUTS)是所有排尿障碍表现的总称,导致老年男性 LUTS 最常见的原因是**良性前列腺增生症(BPH)**。

2. 临床症状以下尿路症状为主和尿流动力学上的膀胱出口梗阻,是导致**老年男性**排尿障碍最常见的一种良性疾病。

3. BPH 的临床表现主要分为**潴尿期**、排尿期、排尿后症状及相关并发症。

4. **国际前列腺症状评分(IPSS)和生活质量评分(QOL)** 可以作为评价 BPH 患者症状严重程度及是否影响生活质量的手段。

5. **排尿困难**(尿流变细、分叉、间断,排尿等待、费力),是 BPH 最主要的症状。

6. BPH 所致尿路梗阻的并发症主要有**尿潴留、尿路感染、肾盂积水、尿毒症**等。

7. 对于有轻度（IPSS<8 分）至中度（IPSS 为 8~19 分）的 BPH/LUTS 患者，建议单用 α_1 受体阻断剂作为初始治疗。目前常应用的是**选择性 α_1 受体阻断剂**（多沙唑嗪、阿夫唑嗪、特拉唑嗪）和**高选择性 α_{1A} 受体阻断剂**（坦索罗辛）。

8. 5α 还原酶抑制剂代表药物如**非那雄胺** 5mg，qd；**度他雄胺** 0.5mg，qd。

9. 由于 5α 还原酶抑制剂的作用是**可逆的**，停药后其血浆双氢睾酮和前列腺体积可以复旧，建议维持用药的时间宜较长。

10. 抗胆碱药物（M 受体阻断剂）是主要作用于 M_2 受体和 M_3 受体的阻断剂，包括**奥昔布宁、索利那新、托特罗定**，用于针对伴发膀胱过度活动症的 BPH 患者。

11. **联合治疗**包括：α_1 受体阻断剂和 5α 还原酶抑制剂合用；α_1 受体阻断剂与 M 受体阻断剂合用。

12. 应用 **α_1 受体阻断剂**有利于快速控制下尿路症状，而 5α 还原酶抑制剂则需长时间使用以控制前列腺体积。

13. 使用 α_1 受体阻断剂，尤其是与降压药合用时，要注意监测血压，注意预防**直立性低血压**。

泌尿系统常见疾病 第十一章

历年考题

【A型题】1. 良性前列腺增生症老年患者应用 α_1 肾上腺素能受体阻断治疗时可能导致的不良反应是（　　）

A. 体位性低血压　　B. 尿潴留
C. 干咳　　　　　　D. 乳腺增生
E. 前列腺特异性抗原（PSA）水平升高

【考点提示】A。老年人心血管系统与维持水电解质平衡的内环境稳定功能减弱，生理病理因素导致血压调节功能变差，易发生体位性低血压；一些血管扩张剂、α受体阻滞剂、抗抑郁药等更可能会诱发或加重体位性低血压。可引起体位性低血压的药物如特拉唑嗪、多沙唑嗪等。

【B型题】（2~3题共用备选答案）

A. 非那雄胺　　　　B. 阿夫唑嗪
C. 特拉唑嗪　　　　D. 氟伏沙明
E. 度他雄胺

2. 起效较慢，服用3个月才可改善由前列腺增生导致的尿路梗阻，减少残余尿量的 $5-\alpha$ 还原酶抑制剂是（　　）

3. 起效较快，服用1个月即可改善由前列腺增生导致的尿路梗阻，减少残余尿量的 $5-\alpha$ 还原酶抑制剂

293

是( )

【考点提示】A、E。非那雄胺和依立雄胺起效缓慢,见效时间为3~6个月,对前列腺增生症状严重者、尿流率严重减慢者、残余尿量较多者不宜选择。度他雄胺起效较快,服用1个月即可改善由前列腺增生导致的尿路梗阻,减少残余尿量。

第四节 慢性肾脏病

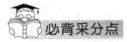
必背采分点

1. <u>肾小球滤过率(GFR)</u>是指单位时间内从肾小球滤过的血浆容量(mL/min),与年龄、性别、体型等因素相关,评价方法包括菊粉清除率、肌酐清除率以及放射性核素肾动态显像的影像学评价方法等。

2. 目前测定GFR外源性标志物的"金标准"为<u>菊粉</u>。

3. <u>肌酐清除率</u>是临床评价患者肾功能最常用的方法。

4. 临床常用的评估患者肾功能的计算公式包括<u>CG公式、MDRD公式、CKD-EPI公式、Schwartz公式</u>。

5. 目前国际通用的CKD分期方法是2012年改善全球肾脏病预后组织(KDIGO)修订的,将CKD分为5

期：**G1、G2、G3（又细分为 G3a 和 G3b）、G4、G5**。

6. 慢性肾脏病常见的临床表现包括**代谢性酸中毒**；电解质紊乱和肾性骨病；糖、脂肪、蛋白质代谢异常；胃肠道症状；心血管系统疾病；肾性贫血；神经－肌肉系统症状；呼吸系统症状。

7. 由于 CKD 患者促红素分泌不足，可引起肾性贫血，主要表现为**轻至中度贫血**。

8. 代谢性酸中毒时，因肺过度通气代偿以降低 $PaCO_2$，可致呼吸加快，重症患者可出现 **Kussmaul 呼吸**。

9. **蛋白质代谢紊乱**是 CKD 患者营养物质代谢紊乱中最为突出的表现。

10. 非透析 CKD 患者采用**优质低蛋白饮食**。

11. CKD 患者热量摄入推荐 **30~35kcal/（kg·d）**。

12. CKD 患者蛋白质摄入量一般为 **0.6~0.8g/（kg·d）**，为补充透析造成的蛋白质（氨基酸）丢失，血液透析患者或腹膜透析患者蛋白质摄入推荐量为 1.0~1.2g/（kg·d）。

13. **肾性高血压**是 CKD 患者最常见的并发症之一。

14. 药物选择：降压应首选 **RAAS 拮抗剂**，其余降压药物在排除禁忌后均可使用，但以血管紧张素转换酶抑制剂（ACEI）、血管紧张素 Ⅱ 受体阻断剂（ARB）、钙通道阻滞剂（CCB）类药物应用较为广泛。

15. 糖尿病肾病患者应首选**ACEI/ARB 类**药物，但对于血肌酐 > 265μmol/L 或 CrCl < 30mL/min 的患者，可能使肾功能进一步恶化并导致高钾血症，需要慎用。

16. CKD 合并痛风患者，应禁用干扰尿酸排泄的**噻嗪类利尿剂**，尤其是 CrCl < 30mL/min 的患者（噻嗪类利尿剂对其可能无效）。

17. 人促红素初始剂量：**100 ~ 150U/（kg·W）**，分 2 ~ 3 次注射，皮下（非血液透析患者）或静脉给药（血液透析患者）。

18. 慢性肾脏病**矿物质与骨异常（CKD – MBD）**是 CKD 患者的严重并发症。

19. 通过口服肠道磷结合剂或加强透析等方式，将血磷降至正常范围，对高磷血症患者限制饮食中**磷**摄入（800 ~ 1000mg/d）。

20. 全段甲状旁腺激素（iPTH）应维持在正常范围上限的**2 ~ 9 倍**；伴严重或进行性继发性甲状旁腺功能亢进症的患者可使用活性维生素 D 及其类似物、拟钙剂、帕立骨化醇，非透析患者不建议常规使用，透析患者应增加磷的清除以控制继发性甲状旁腺功能亢进症。

21. 临床常用活性维生素 D 及其类似物包括**骨化三醇、阿法骨化醇和帕立骨化醇**。

22. **碳酸钙**是临床最常用的口服磷结合剂。

23. 当他汀类治疗 LDL-C 不达标时，不建议与贝特类联合使用，因其可能升高血肌酐水平，导致肾功能进一步恶化，建议联合**依折麦布**治疗。

24. 纠正代谢性酸中毒常用的药物为口服**碳酸氢钠**，轻者 1.5~3.0g/d 即可；中至重度患者 3~15g/d，必要时可静脉输注。

25. 由于肾脏尿酸排泄障碍，CKD 患者常并发**高尿酸血症**，常用的药物包括别嘌呤醇、苯溴马隆、非布司他，CKD 患者在使用时要注意根据肾功能调节剂量。

26. 可选择的替代治疗方式包括**肾移植、血液透析和腹膜透析**。

27. 治疗过程中要注意降压幅度不可过快，如初始**血压** >180/100mmHg，应按高血压急症的治疗原则，在开始 24 小时内将血压降低 20%~25%，48 小时内血压降至 160/100mmHg 左右，过快降压易导致**脑卒中**等风险增加。

第五节 男性性功能障碍

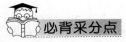

1. **勃起功能障碍（ED）**是男性最常见的性功能障

碍之一。

2. 勃起功能障碍的定义：阴茎持续不能达到或维持充分勃起以完成满意的性生活，病程在**3个月以上**。

3. 临床使用国际勃起功能问卷-5（HEF-5）量表用于 ED 严重程度的评估，可分为**轻度、中度和重度（完全性）**。

4. ED 按阴茎勃起硬度分为**5 级**：Ⅰ级，阴茎只胀大但不硬为重度 ED；Ⅱ级，硬度不足以插入阴道为中度 ED；Ⅲ级，能插入阴道但不坚挺为轻度 ED；Ⅳ级，阴茎勃起坚挺为勃起功能正常。

5. **器质性 ED 或混合型 ED** 通常要借助药物等治疗方法。

6. ED 的治疗目标应该是**全面康复**：达到和维持坚挺的勃起硬度，并恢复满意的性生活。

7. **口服 PDE-5 抑制剂**可阻止 cGMP 的降解而提高其浓度，强化阴茎勃起。

8. **PDE-5 抑制剂**使用方便、安全、有效，易被多数患者接受，是目前治疗 ED 的首选疗法。

9. PDE-5 抑制剂常用药物包括**西地那非、伐地那非和他达拉非**。

10. 西地那非在口服后 30~60 分钟起效，**半衰期 2.6~3.7 小时**，高脂饮食可能影响药物吸收。

11. 伐地那非推荐起始足量，口服后约 50 分钟起效，**半衰期 3.9 小时**，然后根据疗效与不良反应调整剂量。

12. 他达拉非口服后 2 小时起效，有效浓度可维持 36 小时，推荐**起始足量**，根据疗效与不良反应调整剂量。

13. 用于 ED 治疗的**雄激素制剂**主要有十一酸睾酮胶丸、注射剂和贴剂等。

14. **曲唑酮**是 5－羟色胺 2C 受体（5－HT_{2C}）激动剂，也是 5－HTIA 受体阻断剂。

15. 西地那非、伐地那非对视网膜中的 PDE－6 有选择性抑制作用，可致视觉异常，主要表现为**眩光、蓝视**。

16. **葡萄柚汁**可能增加 PDE－5 抑制剂的作用，用药期间应避免饮用葡萄柚汁。

第十二章 血液系统常见疾病

第一节 缺铁性贫血

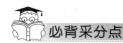

1. 缺铁性贫血是指各种原因的缺铁导致红细胞生成减少所引起的<u>低色素性贫血</u>,是临床上最常见的贫血。

2. <u>妊娠期和育龄期女性</u>、婴幼儿和儿童是缺铁性贫血的高危人群。

3. 大于65岁的老年人群中贫血的发生率比普通人群高**4~6倍**。

4. IDA的临床表现由<u>原发病、贫血和组织细胞</u>中铁依赖性酶/辅酶活性降低所导致的一系列代谢功能紊乱三方面组成。

5. 急性失血<u>超过1000mL</u>,可以出现低血压、心率加快、口渴等血容量不足的表现。

6. IDA的黏膜损害较常见,表现为口角炎、舌炎、舌乳头萎缩、慢性萎缩性胃炎等，吞咽时有梗阻感（**Plummer – Vinson 综合征**）是铁缺乏的特殊表现之一。

7. **贫血诊断**：男性 Hb < 120g/L，女性 Hb < 110g/L，孕妇 Hb < 100g/L。

8. Hb 在 **90 ~ 120g/L** 为轻度贫血，60 ~ 90g/L 为中度贫血，小于 60g/L 为重度贫血。

9. 急性失血时为**正色素性贫血**；慢性缺铁性贫血表现为小细胞低色素性贫血。

10. 急性重度贫血需要**输血治疗**，1 袋红细胞悬液（2 个单位）能补充 500mg 铁，使 Hb 上升 10g/L。

11. **口服铁剂**是治疗缺铁性贫血的首选方法。

12. 口服铁剂剂型较多，宜选用**二价铁剂**，三价铁剂只有转化为二价铁剂后才能被吸收。

13. **硫酸亚铁**是口服铁剂中的标准制剂，是一种无机铁剂。

14. **右旋糖酐铁、琥珀酸亚铁和多糖铁复合物**是有机铁剂。

15. 静脉铁剂治疗有两种给药方式，一种为**大剂量给药**，每次至少 500mg；另一种为**小剂量长期给药**，在血液透析患者中更为常用，每次给予元素铁 100mg，疗程需在 10 周以上，以增强机体对促红细胞生成素治疗的反应。

16. 静脉铁剂治疗计算公式：个体需要的**总补铁量**

（mg）= 体重（kg）× 0.33 × [Hb（目标值）- Hb（实际值）]（g/L），或 = 体重（kg）× 0.24 × [Hb（目标值）- Hb（实际值）]（g/L）+ 储存铁量。

17. 静脉注射铁剂有**右旋糖酐铁和蔗糖铁**。

18. 铁剂治疗后，监测 Hb 上升至少**15g/L**为治疗有效的标准，上升 20g/L 以上更为可靠。

19. 静脉铁剂需注意**滴注速度**要求：100mg 铁至少滴注 15 分钟；200mg 铁至少滴注 30 分钟；300mg 铁至少滴注 1.5 小时；400mg 铁至少滴注 2.5 小时；500mg 铁至少滴注 3.5 小时。

20. 铁剂使**大便颜色变黑**，可掩盖消化道出血而延误病情或引起误认为出血的担心。

21. 口服铁剂可加用**维生素 C**，胃酸缺乏者与稀盐酸合用有利于铁剂的解离。

22. 肉类、果糖、氨基酸、维生素 C 可**促进铁剂吸收**；牛奶、蛋类、钙剂、磷酸盐、草酸盐等可抑制铁剂吸收（减少 40% ~ 50%），茶和咖啡中的鞣质与铁形成不可吸收的盐。

历年考题

【A 型题】1. 患者，女，52 岁，诊断为缺铁性贫血，医师给予硫酸亚铁片 0.3g tid 治疗，该药物的主要

血液系统常见疾病 第十二章

不良反应是(　　)

A. 心动过速　　B. 头晕

C. 胃肠道不适　　D. 肌肉酸痛

E. 尿频尿急

【考点提示】C。硫酸亚铁是口服铁剂中的标准制剂，是一种无机铁剂，最大缺点是胃肠道不良反应明显，主要表现为腹痛、恶心、呕吐或便秘。

【A型题】2. 患者，女，29岁，孕25+6周，近日出现乏力、困倦、食欲不振、恶心等症状，化验结果为Hb 71g/L，诊断为缺铁性贫血，予以蔗糖铁治疗。该药适宜的给药方式是(　　)

A. 口服，每次5mL，1日3次

B. 先静脉注射负荷剂量，再静脉滴注余下剂量

C. 快速静脉注射

D. 先少量缓慢静滴，观察无过敏反应后，再继续静脉滴注余下剂量

E. 恒速静脉滴注

【考点提示】D。静脉注射铁剂有右旋糖酐铁和蔗糖铁，注射铁剂治疗可导致注射部位疼痛、局部淋巴结肿痛，可引起低血压、心动过速、肌肉疼痛、荨麻疹等不良反应，严重者可致过敏性休克。注意首次用药前应先给予试验剂量，并且应具备治疗过敏反应的应急措

施，1小时内无过敏反应者再给予足量治疗。

【A型题】3. 可与茶叶中的鞣酸结合产生沉淀，饮茶会影响其吸收的药物是（　　）

A. 硫酸亚铁　　　　　　B. 地西泮
C. 对乙酰氨基酚　　　　D. 硝苯地平
E. 二甲双胍

【考点提示】A。茶叶中含有大量的鞣酸、咖啡因、儿茶酚、茶碱，其中鞣酸能与药中的多种金属离子，如钙（乳酸钙、葡萄糖酸钙）、铁（硫酸亚铁、乳酸亚铁、葡萄糖酸亚铁、琥珀酸亚铁）、钴（氯化钴、维生素B_{12}）、铋（鼠李铋镁）、铝（氢氧化铝、硫糖铝）结合而发生沉淀，从而影响药品的吸收。

第二节　巨幼细胞性贫血

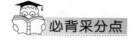
必背采分点

1. 巨幼细胞性贫血是**DNA 合成障碍**所致的一种贫血。

2. 巨幼细胞性贫血约95%系体内**叶酸和（或）维生素 B_{12}**缺乏所致，称为营养性巨幼细胞性贫血。

3. **西北**地区多见，6个月至2岁以内婴幼儿、老年人和酗酒者为巨幼细胞性贫血高发人群。

4. 巨幼细胞贫血起病缓慢，常有面色苍白、乏力、耐力下降、头昏、心悸等贫血症状。严重者全血细胞减少，反复感染和出血。少数患者可以出现**轻度黄疸**。

5. 巨幼细胞贫血消化系统症状：舌乳头萎缩，表现为舌面光滑呈"**牛肉样舌**"，味觉消失。胃肠道黏膜萎缩引起食欲下降、恶心、腹泻或便秘等。

6. 巨幼细胞贫血**血常规**呈大细胞性贫血（MCV 和 MCH 升高），血涂片显示中性粒细胞核分叶过多（大于 3~5 叶）。

7. 巨幼细胞贫血患者应改善营养状态、纠正偏食和不良烹调习惯；同时补充**叶酸及维生素 B_{12}**。

8. 叶酸治疗巨幼细胞贫血：口服叶酸 **5~10mg，tid**；如果胃肠道吸收障碍可以用亚叶酸钙 1mg，肌注，qd；直至血红蛋白恢复正常。

9. 维生素 B_{12} 缺乏应肌注维生素 B_{12} **100~500μg**，qd，连续 2 周；然后减至 2 次/周，连续 1~2 个月，直至血常规检查恢复正常。

10. **治疗有效**的标准：①贫血及消化道症状等临床表现消失；②血常规和骨髓象检测结果恢复正常。

11. 在治疗起始的 48 小时宜监测血清钾离子以防止**低钾血症**。

药学综合知识与技能

历年考题

【A型题】1. 下列关于巨幼细胞性贫血的说法错误的是（ ）

　　A. 老年人和酗酒者为高危人群
　　B. 恶性贫血者需要终身维持治疗
　　C. 可静脉滴注维生素 B_{12} 100～500μg qd
　　D. 全胃切除的巨幼细胞性贫血患者需要终生维持治疗
　　E. 在不能确定只是单纯叶酸缺乏引起的贫血时，叶酸应联合维生素 B_{12} 治疗

【考点提示】A。老年人因口腔问题，偏食、限食、多重用药，也为高发人群。酗酒者摄入和肝储备减少。

【A型题】2. 在巨幼细胞贫血的治疗中，为避免加重神经系统损害，应与叶酸联合应用的药是（ ）

　　A. 维生素 B_1　　　　B. 维生素 B_{12}
　　C. 维生素 B　　　　D. 维生素 K_1
　　E. 维生素 C

【考点提示】B。叶酸治疗如果没有原发病，不需要维持治疗。如果同时有维生素 B_{12} 缺乏，则需要同时注射维生素 B_{12}，否则将加重神经系统损害。

第十三章 肿 瘤

第一节 肿瘤的临床基础

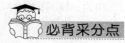

1. 肿瘤定义为：机体在某些致病因素的长期作用下，局部组织的细胞生长不受正常调控，导致其**异常增生形成新生物**，并可通过血液和淋巴循环在远隔部位蛰伏形成转移灶的一类疾病。

2. 根据肿瘤对人体的影响，可分为**良性与恶性**；恶性者可转移到其他部位，治疗困难，常危及生命。

3. 发病率居前三位的肿瘤分别为**肺癌、乳腺癌和结直肠癌**。

4. 死亡率居前三位的肿瘤分别为**肺癌、肝癌和胃癌**。

5. 任何组织的良性肿瘤都称为"**瘤**"，如结肠腺瘤、脂肪瘤、纤维瘤和乳头状瘤等。

6. 来源于上皮组织的恶性肿瘤称为"**癌**",如结肠腺癌、鳞状细胞癌和基底细胞癌等。

7. 间叶组织恶性肿瘤为"**肉瘤**",如脂肪肉瘤、纤维肉瘤和平滑肌肉瘤等。

8. 淋巴造血系统肿瘤均为**恶性肿瘤**,主要包括淋巴瘤、白血病。

9. 病毒所致肿瘤的典型标志是**持续性病毒感染**。

10. **吸烟**可导致包括肺癌、食管癌、喉癌、口腔癌、咽喉癌、肾癌、膀胱癌、胰腺癌、胃癌和宫颈癌在内的多种肿瘤。

11. 正常细胞的调节有赖于**生长促进基因(即"癌基因")和生长抑制基因(即"抑癌基因")**功能的平衡。

12. **与激素相关的肿瘤**有甲状腺癌、乳腺癌、子宫内膜癌、卵巢癌和前列腺癌等。

13. **肿瘤筛查**是指对易患某种肿瘤的高危人群,应用简单、经济、便捷的常规体格或辅助检查,如血液检查指标及 B 超、X 线检查等能够行之有效地区分可疑肿瘤患者和非患者,发现早期无症状患者,以降低肿瘤发病率和死亡率,改善治疗结局。

14. 肺癌临床表现大致可归纳为四个层面:①**原发肿瘤引起的症状**,如咳嗽、咯血、呼吸困难和胸痛等;②胸内蔓延引起的症状,如声音嘶哑、上腔静脉压迫综合征、胸腔积液和心包积液等；③远处转移如脑、骨、肝、肾上腺等器官转移对应的临床表现；④副肿瘤综合征的肺外表现，如高钙血症、抗利尿激素综合征等。

15. 常用的**影像学诊断**方式包括 X 线检查、计算机 X 线体层摄影（CT）、磁共振成像（MRI）、单光子发射计算机断层成像（SPECT）、正电子发射计算机断层成像（PET – CT），此外也包括超声成像。

16. 目前对肿瘤标志物尚无统一公认的分类和命名标准，大致可分为**酶类、激素类、胚胎抗原类、糖蛋白类、基因及其产物类**等。

17. **特异性**的重要肿瘤标志物主要有以下几种：①甲胎蛋白（AFP），用于肝癌诊断和鉴别诊断；②癌胚抗原（CEA），主要用于结直肠癌等腺癌诊断；③前列腺特异性抗原（PSA），用于男性前列腺癌诊断。

18. 病理学诊断至今被誉为肿瘤诊断的"**金标准**"。

19. **肿瘤分期**相当于肿瘤专科临床实践和研究的"共同语言"，是更精准诊断、治疗以及预后判断的前提，也是开展肿瘤临床研究的基础。

20. **FIGO 分期系统**专用于女性生殖系统肿瘤。

21. 国际抗癌联盟/美国癌症联合委员会（UICC/AJCC）建立的**TNM 分期系统**是国内、外最为通用的实体肿瘤分期系统。

22. TNM 分期系统中，"T"代表原发肿瘤范围，"N"代表区域淋巴结转移是否存在及范围，"M"代表是否存在远处转移，三个大写字母后加上数字或小写字母以客观**记录具体情况**。

第二节 肿瘤的治疗与预防

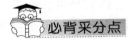

1. 肿瘤综合治疗的主要原则包括两点，即**目的明确、安排合理**。

2. 根据治疗目标，肿瘤综合治疗分为**根治性治疗和姑息性治疗**两类。

3. 抗肿瘤药物有**化疗药物、内分泌药物、靶向药物、生物和免疫药物**等。

4. 联合化疗方案除要明确所用具体药物外，还需确定每种**药物剂量、给药方法、用药时间和每个化疗周期天数**。

5. 根据化疗目的不同，常见化疗方式包括**根治性化疗、辅助化疗、新辅助化疗和姑息性化疗**等。

6. **研究性化疗**是指为探索高效、低毒的新药或新型化疗方案而开展的临床试验。

7. 若肿瘤体积较大，有些区域血供不足，通过血流达到这些部位的药物浓度也较低，可将药物**直接注射进入肿瘤**所在部位解决这一问题。

8. 联合化疗方案中的药物若为细胞周期非特异性（如顺铂），因其药物峰浓度是决定疗效的关键因素，故常采取**短时间内一次性静脉注射给予 1 个周期内全部剂量**的给药方案。

9. 细胞周期特异性药物，常以**缓慢静脉滴注、肌注或口服**来延长药物作用时间。

10. 不良反应恢复之前不宜给予**同种药物**或主要不良反应存在重叠的其他药物。

11. 甲氨蝶呤静脉滴注**6 小时**后再给予氟尿嘧啶。

12. 出于对细胞周期和药物动力学方面的考虑，联合化疗方案中的药物有**特定的给药顺序**。

13. 职业防护措施：①**加强管理**，完善配制安全操作规范；②加强对废弃物的处理。

14. 按靶点类型可将抗肿瘤靶向药物分为**分子靶向、血管靶向、免疫靶向和细胞靶向**。

15. **靶点检测**是靶向药物治疗的起点，其检测结果的准确性与临床治疗的有效性关系重大，须遵循相应规范与指南。

16. **伊马替尼**是全球首个上市的靶向药物。

17. **曲妥珠单抗**成为针对 HER2 靶点的药物，临床实践指南推荐该药可用于早期、晚期乳腺癌。

18. 按抗肿瘤药物不良反应发生的时间，可将其分为**急性/亚急性不良反应和远期不良反应**。

19. 抗肿瘤药物引起的**皮肤不良反应**主要包括脱发、瘙痒、皮疹、皮肤干燥、色素变化和手足综合征等。

20. **骨髓抑制**是化疗药物最常见的不良反应。

21. **胃肠道反应**包括食欲减退、恶心、呕吐、腹泻及便秘等。

22. 可导致心脏毒性的药物主要为**蒽环类**。此外，紫杉醇、氟尿嘧啶及大剂量环磷酰胺也可引起心脏毒性。

23. 抗肿瘤药物引起的**肺毒性**主要包括肺纤维化、肺水肿、间质性肺炎等。

24. 部分抗肿瘤药物及其代谢产物可引起**肝细胞损伤、变性、坏死甚至胆汁淤积**等。

25. 具有明显肝损害的药物主要有**环磷酰胺**、亚硝脲类药物如卡莫司汀、阿糖胞苷及依托泊苷等。

26. 抗肿瘤药物引起的**神经毒性**主要包括中枢神经系统毒性、外周神经系统毒性和感受器毒性三方面。

27. **紫杉醇、长春新碱、奥沙利铂**是易引起外周神经毒性的典型药物代表。

肿　瘤 **第十三章**

28. 肿瘤的**一级预防**又称病因预防，即针对肿瘤致病因素或危险因素采取的预防措施，以防止或减少肿瘤发生。

29. 肿瘤的预防首先应是**控烟**。

30. 肿瘤的二级预防是指在肿瘤的临床前期做好早期发现、早期诊断、早期治疗的"**三早**"工作，可发现无自觉症状的早期患者和易患肿瘤的高危人群，以中止或控制病情发展和恶化。

历年考题

【B型题】（1～4题共用备选答案）

　　A. 表柔比星　　　　　B. 拓扑替康
　　C. 甲氨蝶呤　　　　　D. 雷帕霉素
　　E. 奥沙利铂

1. 属于蒽醌类抗生素的抗肿瘤药是（　　）
2. 属于抗代谢药的抗肿瘤药是（　　）
3. 属于植物来源的半合成生物碱的抗肿瘤药是（　　）
4. 属于铂类化合物的抗肿瘤药是（　　）

【考点提示】A、C、B、E。蒽醌类抗生素主要包括柔红霉素、表柔比星、伊达比星和米托蒽醌等。抗代谢药包括叶酸类似物，主要有甲氨蝶呤和培美曲塞；嘧啶类似物；胞嘧啶类似物；嘌呤类似物。植物来源生物碱包括：①长春碱类（长春碱、长春新碱和长春瑞滨）；②尖杉生物碱类（三尖杉酯碱、高三尖杉酯碱）；③喜树碱类（喜树碱、羟喜树碱、拓扑替康、伊立替康）。铂类化合物有顺铂、卡铂、奥沙利铂等。

第三节 缓和医疗

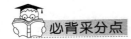

1. 缓和医疗既往称为**姑息医疗**。

2. **临终关怀**是对于预期寿命少于 6 个月的慢性病终末期患者的一项特殊疗护项目。

3. 安宁疗护由跨学科团队提供"**全人性化管理**"服务，包括医疗、护理、营养、心理支持、志愿者服务以及"灵性照护"。

4. 缓和医疗总体原则：**尊重，有益，不伤害和公平**。

5. 世界卫生组织（WHO）癌症**三阶梯止痛原则**是指按照患者疼痛的轻、中、重的程度分别选用第一、二、三阶梯的止痛药物。

6. 能口服尽量口服，提倡**无创**的给药方式。

7. 第一阶梯：**非阿片类药物**，多指 NSAIDs，对轻度疼痛疗效肯定，并可以增强第二、三阶梯药物的效果，具有"封顶效应"（天花板效应）。

8. 第二阶梯：**弱阿片类药物**，如可待因、二氢可待因、曲马多等。

9. 第三阶梯：强阿片类药物，以**吗啡**为代表。

10. **给药途径**包括口服、皮下注射、肌内注射、鼻喷给药、直肠给药、阴道给药、表面麻醉、硬膜外给药、鞘内给药以及静脉泵入等。

11. **数字评分法**是用"0~10"的数字代表不同的疼痛，"0"为无痛，"10"为最剧烈的疼痛，让患者圈出一个最能代表其疼痛程度的数字：0分为无痛，1~3分为轻度疼痛，4~6分为中度疼痛，7~10分为重度疼痛。

12. 早期以无痛为目标，晚期以**疼痛不影响睡眠**为目标；其次以在白天安静时无疼痛（即解除休息时疼痛）为目标；最后以站立、活动时短暂无疼痛（解除站立或活动时疼痛）为目标。

13. **轻度、中度**止痛药物：对乙酰氨基酚，布洛芬，双氯芬酸，曲马多，可待因。

14. **中度、重度**止痛药物：吗啡（即释剂或缓释剂），芬太尼（透皮贴剂），羟考酮，美沙酮（即释剂）。

15. **神经病理性疼痛**止痛药物：阿米替林，卡马西平，地塞米松，加巴喷丁。

16. **内脏疼痛**止痛药物：丁溴酸东莨菪碱。

17. **抗抑郁**药物主要包括阿米替林、文拉法辛、度洛西汀等。

18. **抗惊厥**药物常选择加巴喷丁、卡马西平和普瑞巴林。

19. **疼痛评估**是规范化止痛治疗的前提和基础，需要根据疼痛的程度选择理想的药物或调整剂量。

历年考题

【A 型题】1. 癌症疼痛的治疗，应按照疼痛的不同程度选用不同阶段的镇痛药物，下列属于第三阶梯的镇痛物质是（　　）

A. 双氯芬酸　　　　B. 塞来昔布
C. 可待因　　　　　D. 布桂嗪
E. 吗啡

【考点提示】E。第一阶梯：非阿片类药物，多指 NSAIDs 药物。第二阶梯：弱阿片类药物，如可待因二氢可待因、曲马多等。第三阶梯：强阿片类，以吗啡为代表。

【A 型题】2. 下列关于癌痛患者的镇痛药使用原则错误的是（　　）

A. 按患者疼痛程度分阶梯给药

B. 按时给药,而不是按需给药
C. 提倡无创的给药方式
D. 用药须个体化
E. 疼痛时用药,不疼痛时不用药

【考点提示】E。WHO癌症三阶梯止痛原则是指按照患者疼痛的轻、中、重的程度分别选用第一、二、三阶梯的止痛药物。具体原则包括:①口服给药:能口服尽量口服,提倡无创的给药方式。②按时给药:不是按需给药。③按阶梯给药。④用药个体化。⑤注意具体细节。

第十四章 常见骨关节疾病

第一节 类风湿关节炎

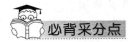 必背采分点

1. 类风湿关节炎（RA）是一种慢性、以**炎性滑膜炎**为主的系统性疾病。

2. 类风湿关节炎（RA）常用药物分为五大类：非甾体类抗炎药（NSAIDs）、改善病情的抗风湿药（DMARDs）、**生物制剂**、糖皮质激素和植物药。

3. 老年人宜选用半衰期短的 NSAIDs，对有溃疡病史的老年人，宜服用**选择性 COX-2 抑制剂**以减少胃肠道的不良反应。

4. DMARDs 较 NSAIDs 发挥作用慢，明显改善症状需要 **1~6 个月**，故又称慢作用药。

5. 从疗效和费用等考虑，DMARDs 通常首选**甲氨蝶呤（MTX）**，并将其作为联合治疗的基本药物，也可选

用柳氮磺吡啶或羟氯喹。

6. 甲氨蝶呤（MTX）口服、肌注或静注均有效。多采用**每周1次**给药。

7. 柳氮磺吡啶（SSZ）一般服用**4~8周**后起效。

8. **来氟米特（LEF）**剂量为10~20mg/d。

9. 抗疟药**氯喹**250mg/d，**羟氯喹**200~400mg/d。

10. 硫唑嘌呤（AZA）口服后50%吸收。常用剂量1~2mg/(kg·d)，通常100mg/d，维持量**50mg/d**。

11. 环孢素（Cs）用于**重症RA**。常用剂量3~5mg/(kg·d)，维持量2~3mg/(kg·d)。

12. 激素治疗RA的原则是尽可能**小剂量、短期**使用；并在治疗过程中注意补充钙剂和维生素D，以防止骨质疏松。

13. 激素治疗RA 1年内不宜超过**3~4次**。过多的关节腔穿刺除了并发感染外，还可发生类固醇晶体性关节炎。

14. **肿瘤坏死因子**（TNF-α）拮抗剂包括依那西普、英夫利西单抗和阿达木单抗。

15. **依那西普**皮下注射，推荐剂量25mg，每周2次或50mg，每周1次。

16. **阿达木单抗**40mg，皮下注射，每2周给药1次。

17. **白介素-6（IL-6）拮抗剂**推荐剂量为 4~10mg/kg，静脉输注，每 4 周给药 1 次。

18. **阿那白滞素**是目前唯一被批准用于治疗 RA 的 IL-1 拮抗剂。推荐剂量为 100mg/d，皮下注射。

19. **利妥昔单抗**推荐剂量与用法：第一疗程静脉输注 500~1000mg，2 周后重复 1 次；根据病情可在 6~12 个月后接受第二疗程。

20. **阿巴西普**推荐剂量与用法：500mg（<60kg）、750mg（60~100kg）、1000mg（>100kg），分别在第 0 周、2 周、4 周静脉给药，以后每 4 周 1 次。

21. **雷公藤多苷** 30~60mg/d，分 3 次饭后服。

历年考题

【A 型题】1. 类风湿关节炎一经确诊，应尽早使用改善病情的抗风湿药（DMARDS）治疗。首选的药物是（　　）

　　A. 柳氮磺吡啶　　　　B. 来氟米特
　　C. 甲氨蝶呤　　　　　D. 环磷酰胺
　　E. 环孢素

【考点提示】C。类风湿关节炎一经确诊，应尽早使用 DMARDs 治疗。该类药物较 NSAIDs 发挥作用慢，明显改善症状需要 1~6 个月，故又称慢作用药。虽不具备即刻止痛和抗炎作用,但有改善和延缓病情进展的疗效。推荐首选甲氨蝶呤(MTX),并将它作为联合治疗的基本药物。也可选用柳氮磺吡啶或羟氯喹;存在MTX禁忌时,考虑单用来氟米特或柳氮磺吡啶。

【C型题】(2~3题共用题干)

患者,女,54岁。诊断为类风湿关节炎2年,目前服用甲氨蝶呤(15mgqw)和塞来昔布(200mgqd)。患者因担心药品不良反应,用药规律时断时续,今日出现关节肿胀和疼痛加重,晨僵明显,加用泼尼松10mgqd。

2. 关于该患者用药注意事项的说法错误的是(　　)

　A. 应定期监测肝功能

　B. 泼尼松应于清晨服用

　C. 应定期监测血糖、血压

　D. 应定期监测骨密度

　E. 甲氨蝶呤应隔日1次用药

【考点提示】E。甲氨蝶呤(MTX)口服、肌注或静注均有效。多采用每周1次给药。

3. 关于该患者健康教育的说法,错误的是(　　)

　A. 早期治疗、遵医嘱规律用药

　B. 多晒太阳,适量补充钙剂、维生素D预防骨质疏松

　C. 定期就诊,评估病情,调整治疗方案

D. 一旦症状改善,应即刻停药

E. 定期监测血常规、肝肾功能和粪隐血

【考点提示】D。RA 是一种慢性、以关节症状为主的全身性炎症性疾病,需要早期治疗、长期治疗,避免致残。

第二节 骨性关节炎

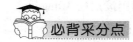

1. **骨性关节炎(OA)** 为以关节软骨退行性病变及继发性骨质增生为主要改变的慢性关节疾病。

2. 骨性关节炎**好发于**膝、髋、手、足、脊柱等负重或活动较多的关节。

3. 骨性关节炎多见于**中老年人**。

4. 骨性关节炎治疗目的是**减轻或消除疼痛**,矫正畸形,改善或恢复关节功能,改善生活质量。

5. 骨性关节炎**物理治疗**:主要增加局部血液循环、减轻炎症反应,包括热疗、水疗、超声波、针灸、按摩、牵引、经皮神经电刺激(TENS)等。

6. **NSAIDs** 是最常用的治疗 OA 的药物;依据给药途径,分为口服药物、针剂以及栓剂。

7. 对于手和膝关节 OA，在采用口服药物前，建议首先选择**局部药物治疗**。

8. NSAIDs 治疗无效或不耐受的 OA 患者，可选用**阿片类止痛药物或对乙酰氨基酚与阿片类的复合制剂**。

9. **关节腔注射**药物：透明质酸钠、糖皮质激素、医用几丁糖、生长因子和富血小板血浆。

10. 医用几丁糖适用于**早、中期** OA 患者，每一疗程注射 2~3 次，每年 1~2 个疗程。

11. 改善病情类药物及软骨保护剂包括**双醋瑞因、氨基葡萄糖**等。

12. 只有在一种 NSAIDs 足量使用 1~2 周后，确证无效才可更改为另一种；**避免同时服用不少于 2 种 NSAIDs**。

13. 老年人宜选用**半衰期短**的 NSAIDs；对有消化性溃疡病史或上消化道不良反应危险性较高的老年人，宜服用选择性 COX-2 抑制剂以减少胃肠道不良反应。

14. OA 重在**预防**，注意关节保暖。避免关节过度劳累，避免不良姿势，减少不合理的运动，避免长时间跑、跳、蹲，减少或避免爬楼梯。减少负重。

15. 出现关节弹响、关节酸痛、关节僵硬症状应重视，**早期就诊**是治疗 OA 的关键。

药学综合知识与技能

历年考题

【A型题】患者,男,34岁,既往有胃溃疡病史,现因反复关节疼痛、肿大就诊,诊断为骨关节炎,应选用的药物是(　　)

A. 布洛芬　　　　　　B. 塞来昔布

C. 萘普生　　　　　　D. 吲哚美辛

E. 双氯芬酸

【考点提示】B。对有溃疡病史的老年人,宜服用选择性COX-2抑制剂以减少胃肠道的不良反应,但同时应警惕心肌梗死风险。选择性COX-2抑制剂:洛索洛芬、依托度酸、美洛昔康、尼美舒利、塞来昔布。

第十五章 常见病毒性疾病

第一节 病毒性乙型肝炎

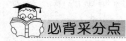必背采分点

1. 病毒性乙型肝炎（简称"**乙肝**"）是由嗜肝病毒引起的以肝脏病变为主的全身性传染病。

2. 乙肝主要病原体为乙型肝炎病毒（HBV），它主要**经肠道外传播**，多呈散发，无季节性，病变易呈慢性过程，可发展为肝硬化或肝癌。

3. **慢性 HBV 感染**分为慢性 HBV 携带者、HBeAg 阳性乙肝、HBeAg 阴性乙肝、非活动性 HBsAg 携带者、隐匿性乙肝、乙肝性肝硬化。

4. 普通干扰素 α（短效）和聚乙二醇干扰素 α（长效）用于治疗**慢性乙肝**。

5. **普通干扰素 α（短效）** 每周给药 3 次或隔日 1 次给药。

6. **聚乙二醇干扰素 α（长效）**可每周给药 1 次。

7. 核苷（酸）类抗病毒药均**口服给药**。

8. 核苷（酸）类抗病毒药主要包括**拉米夫定、恩替卡韦、阿德福韦、替比夫定、替诺福韦**等。

9. 基于抗病毒疗效和耐药方面的优势，**恩替卡韦和替诺福韦**被推荐为临床治疗乙肝的一线药物，替比夫定、阿德福韦和拉米夫定为二线药物。

10. **抗炎保肝**药物包括维生素及辅酶类（水溶性维生素、辅酶 A）、保肝降酶类（多烯磷脂酰胆碱、复方甘草酸苷）、解毒保肝类（谷胱甘肽、葡醛内酯）。

11. 流感样症状明显者建议休息，**多饮水**，睡前注射干扰素 α 可减轻流感样症状。

12. 对**中性粒细胞计数明显降低**者，可试用 G - CSF 或 GM - CSF 治疗。

13. HBV 主要经**血液**（如不安全注射等）、**母婴及性接触传播**。

14. 对 HBsAg 阳性的孕妇，应**避免羊膜腔穿刺**，保证胎盘的完整性，尽量减少新生儿暴露于母血的机会。

15. **接种乙肝疫苗**是预防 HBV 感染的最有效方法。

历年考题

【A 型题】干扰素治疗乙型病毒性肝炎的禁忌证不

包括（　　）

A. 妊娠　　　　　　B. 自身性免疫性疾病

C. 失代偿期肝硬化　　D. 癫痫

E. 消化性溃疡

【考点提示】E。干扰素治疗的禁忌证：妊娠、精神病史（如严重抑郁症）、未能控制的癫痫、未戒断的酗酒/吸毒者、未经控制的自身免疫性疾病、失代偿期肝硬化、有症状的心脏病、治疗前中性粒细胞百分比＜0.1和（或）血小板计数＜$50×10^9$/L。相对禁忌证：甲状腺疾病、视网膜病、银屑病、既往抑郁症史、未控制的糖尿病、高血压、总胆红素＞51mmoL/L（特别是以间接胆红素为主者）。

第二节　艾滋病

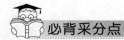

必背采分点

1. 获得性免疫缺陷综合征（AIDS）是由人类免疫缺陷病毒（HIV）所引起的传染病，在我国传染病防治法中被列为乙类传染病，属于**性传播疾病**。

2. HIV属于逆转录病毒科慢病毒属，为**正链单股RNA病毒**。

3. 根据基因的差异分为 HIV-1 和 HIV-2 两型，两型均能引起艾滋病，HIV-1 型在世界范围内传播，而 HIV-2 型主要局限于西非等地。

4. HIV 感染者和艾滋病患者均是传染源。

5. 经性途径传播、经血或血制品传播及母婴垂直传播是艾滋病的主要传播途径，尤其是男性同性恋经肛门性交传播是近年来我国新增艾滋病感染者的主要感染途径。

6. 根据感染后临床表现，HIV 感染的全过程可分为急性期、无症状期和艾滋病期。

7. 艾滋病急性期可查到 HIV RNA 和 p24 抗原，HIV 抗体在感染后 2 周左右出现。

8. 艾滋病无症状期持续时间一般为 **6~8 年**。

9. **核苷酸类逆转录酶抑制剂（NRTIs）** 如拉米夫定、替诺福韦、阿巴卡韦、齐多夫定等；去羟肌苷、双脱氧胞苷、司他夫定等由于毒副作用较大，目前已不作为一线治疗方案的选择。

10. **非核苷类逆转录酶抑制剂（NNRTIs）** 如奈韦拉平、依非韦伦等。

11. **蛋白酶抑制剂（PIs）** 如洛匹那韦、利托那韦等。

12. 艾滋病抗病毒药物治疗强调高效联合抗逆转录病毒药物，俗称"鸡尾酒疗法"，具体治疗方案的选择需在专科医生的指导下进行。

13. 治疗有效性应从临床症状、病毒学指标、免疫学指标三方面进行综合评估，其中**病毒学指标**最重要。

14. HIV暴露污染眼部等黏膜时，应用大量**等渗氯化钠溶液**反复冲洗。

15. 暴露后预防首选推荐方案为恩曲他滨－替诺福韦＋拉替拉韦或多替拉韦等**整合酶抑制剂**。

历年考题

【A型题】艾滋病抗病毒治疗强调须多种药物联合治疗，俗称"鸡尾酒疗法"，目前国内免费治疗的一线方案是（　　）

　　A. 拉米夫定＋替诺福韦＋齐多夫定
　　B. 替诺福韦＋依非韦伦＋雷特格韦
　　C. 齐多夫定＋依非韦伦＋利托那韦
　　D. 拉米夫定＋司他夫定＋奈韦拉平
　　E. 恩替卡韦＋奈韦拉平＋利托那韦

【考点提示】D。艾滋病抗病毒药物治疗强调高效联合抗逆转录病毒药物，俗称"鸡尾酒疗法"。艾滋病国内免费治疗的一线方案：拉米夫定＋司他夫定＋奈韦拉平。

第三节 带状疱疹

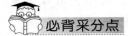 必背采分点

1. 带状疱疹是由长期潜伏在脊髓后根神经节或脑神经节神经元内的<u>水痘-带状疱疹病毒（VZV）</u>经再激活引起的感染性皮肤病。

2. VZV 可经<u>飞沫和（或）接触传播</u>，水痘和带状疱疹是由同一种病毒引起的两种不同表现疾病。原发感染为水痘，多发生在儿童，带状疱疹则常为成人（90%病例为 50 岁以上）。

3. <u>女性</u>发生带状疱疹风险高于男性。

4. <u>带状疱疹后神经痛（PHN）</u>为带状疱疹皮损愈合后持续 1 个月及以上的疼痛，是带状疱疹最常见的并发症。

5. 带状疱疹的<u>特殊临床类型</u>有眼带状疱疹、耳带状疱疹、顿挫型带状疱疹、无疹型带状疱疹（仅有皮损区疼痛而无皮疹）、播散型带状疱疹等。

6. 带状疱疹的治疗目标是<u>缓解急性期疼痛</u>，缩短皮损持续时间，防止皮损扩散，预防或减轻 PHN 等并发症。

7. **抗病毒药物**为带状疱疹治疗的常用药物，主要包括阿昔洛韦、伐昔洛韦、泛昔洛韦、溴夫定和膦甲酸钠。

8. **阿昔洛韦**（肌酐清除率 >25mL/min），0.8g，每日 5 次口服，疗程 7 天；肌酐清除率 10~25mL/min 时，阿昔洛韦延长给药间隔，0.8g，每日 3 次；肌酐清除率 <10mL/min 时为每日 2 次。

9. 带状疱疹局部治疗以**干燥和消炎**为主，预防感染。

10. 疱疹未破可外用**0.25%炉甘石洗剂或阿昔洛韦软膏或喷昔洛韦乳膏**。

11. 疱疹破溃时，可酌情用**3%硼酸溶液或 1:5000 呋喃西林溶液**湿敷，或外用 0.5% 新霉素软膏或 2% 莫匹罗星软膏等。

12. 对轻至中度疼痛，可予以对乙酰氨基酚、布洛芬等**非甾体抗炎药**或曲马多；对中至重度疼痛，使用阿片类药物，如吗啡、羟考酮或治疗神经病理性疼痛的药物，如加巴喷丁、普瑞巴林等。

13. 治疗 PHN 的一线药物包括神经病理性疼痛治疗药物（普瑞巴林和加巴喷丁）、**三环类抗抑郁药**（阿米替林）和**5%利多卡因贴剂**，二线药物包括阿片类药物。

14. **加巴喷丁**起始剂量为 300mg/d，常用有效剂量为 900~1800mg/d。

15. **阿米替林**为三环类抗抑郁药，首剂应睡前服用，每次 12.5~25mg，根据患者反应逐渐增加剂量，每日最大剂量 150mg。

历年考题

【A型题】1. 下列关于服用阿昔洛韦治疗带状疱疹的说法错误的是（　　）

A. 应尽早使用阿昔洛韦

B. 除口服外，可局部使用阿昔洛韦软膏

C. 口服给药，每日给药 5 次

D. 治疗疗程一般 7~10 天

E. 阿昔洛韦主要经肝脏代谢，肾功能不全患者不需减量使用

【考点提示】E。阿昔洛韦主要经肾排泄，可导致急性肾小管坏死，肾功能不全患者需减量使用。

【X型题】2. 关于带状疱疹治疗的说法，正确的有（　　）

A. 在发疹后 24~72 小时内开始使用抗病毒药物疗效最佳

B. 抗病毒治疗的疗程通常为 7 天

C. 疱疹未破时，可外用炉甘石洗剂

D. 疱疹破溃时，可酌情用莫匹罗星软膏

E. 对轻至中度疼痛，建议首选阿片类药物

【考点提示】ABCD。对轻至中度疼痛，可予以乙酰氨基酚、布洛芬等非甾体抗炎药或曲马多；对中至重度疼痛，使用阿片类药物，如吗啡、羟考酮或治疗神经病理性疼痛的药物，如加巴喷丁、普瑞巴林等。

第四节 单纯疱疹

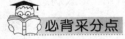

1. 单纯疱疹是由人单纯疱疹病毒（HSV）感染所引起的一组以**皮肤改变**为主的常见传染病。

2. HSV 是双股 DNA 病毒，分为 HSV-Ⅰ型和 HSV-Ⅱ型两个血清型。Ⅰ型主要侵犯**面部皮肤黏膜、脑及腰以上部位**，Ⅱ型主要侵犯生殖器、肛门等部位及新生儿。两者间存在交叉免疫。

3. 人是 HSV **唯一的自然宿主**，HSV 主要存在于感染者的疱疹液、唾液及粪便中。

4. 急性期 HSV 患者及**带病毒"正常人"**为传染源。

5. 皮肤、口腔疱疹好发于口唇、鼻周、口腔黏膜，出现**群集性米粒大小水疱**，同时可有 2~3 簇。1~2 周

后干燥结痂,痊愈不留瘢痕。

6. 生殖器疱疹属于**性传播疾病**。

7. 新生儿疱疹由 HSV-Ⅱ**母婴垂直传播**所致。轻者为皮肤疱疹,重者可有中枢神经系统感染及全身各脏器血行性播散性感染,病死率极高。

8. 单纯疱疹临床特征为皮肤、黏膜成簇出现**单房性水疱**,主要发生于面部或生殖器,全身症状轻,易于复发。若发生单纯疱疹性脑炎或全身播散性疱疹时,病情重、预后差。

9. 生殖器单纯疱疹患者易感染 HIV,艾滋病患者中 HSV 感染率也明显升高,与相同的感染途径有关。艾滋病患者生殖器疱疹**复发率高且病情重**。

10. 对于非典型病例和单纯疱疹病毒性脑炎、血行播散感染者,采用 **PCR 技术检查血液**或脑脊液中的 HSV 基因,协助诊断;病毒培养的敏感度低。

11. 重症患者、HSV 脑炎、新生儿疱疹感染者,使用**阿昔洛韦静脉滴注**,每8小时1次,5~10mg/kg,tid,疗程10天或直到临床症状改善。

历年考题

【A 型题】关于单纯疱疹病毒(HSV)感染的说法,错误的是( )

A. 对生殖器 HSV 感染的产妇，宜行剖宫产以避免分娩时感染胎儿
B. 使用安全套是降低生殖器 HSV 传播风险的有效手段
C. HSV 感染与癌症发病相关
D. HSV 可潜伏在人体多种器官内
E. 可接种 HSV 疫苗进行预防

【考点提示】C。单纯疱疹是由人单纯疱疹病毒（HSV）感染所引起的一组以皮肤改变为主的常见传染病。应消除对 HSV 感染导致癌症的误解。

第十六章　妇科系统常见疾病

第一节　阴道炎

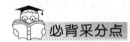 必背采分点

1. <u>阴道炎</u>是妇科最常见疾病，各年龄阶段均可发病。

2. 依据病原体种类不同，阴道炎可以分为**细菌性阴道病（BV）、滴虫性阴道炎（TV）和外阴阴道假丝酵母菌病（VVC）**。

3. 细菌性阴道病是由阴道内正常菌群失调所致的一种**混合性感染**。

4. 滴虫性阴道炎是由阴道毛滴虫感染引起，以**性传播**为主，亦可通过公共浴池及共用浴盆、浴巾、坐式便器等间接传播。

5. 外阴阴道假丝酵母菌病是由假丝酵母菌引起的**机会性真菌感染**，是常见的妇产科感染性疾病。

妇科系统常见疾病 第十六章

6. 带有**鱼腥臭味**的稀薄阴道分泌物增多是 BV 的临床特点，可伴有轻度外阴瘙痒或烧灼感，性交后症状加重。

7. 滴虫性阴道炎分泌物的典型特点为**稀薄脓性、泡沫状**并有异味。

8. 外阴阴道假丝酵母菌病阴道分泌物的特征为白色稠厚，呈**凝乳状或豆腐渣样**。

9. 滴虫性阴道炎根据典型临床表现容易诊断，阴道分泌物中找到**阴道毛滴虫**即可确诊。

10. 细菌性阴道病治疗常选**抗厌氧菌药物**，主要有甲硝唑、替硝唑和克林霉素。

11. 滴虫性阴道炎主要治疗药物为**硝基咪唑类**药物。

12. 滴虫性阴道炎主要由性行为传播，**性伴侣应同时进行治疗**。

13. 妊娠期滴虫性阴道炎治疗方案为**甲硝唑** 400mg，每日 2 次，连服 7 日。

14. 外阴阴道假丝酵母菌病以**局部用药**治疗为主。

历年考题

【B 型题】（1~2 题共用备选答案）

A. 伏立康唑片　　　　B. 甲硝唑栓
C. 莫匹罗星软膏　　　D. 吲哚美辛栓
E. 硝酸咪康唑栓

1. 治疗滴虫性阴道炎首选的药物是（　　）
2. 治疗真菌性阴道炎首选的药物是（　　）

【考点提示】B、E。滴虫性阴道炎：甲硝唑有强大的杀灭滴虫作用。局部用药适于不能耐受口服药或不适宜全身用药者，可应用栓剂或泡腾片每晚放入阴道内200mg，连续7～10天。真菌性阴道炎：常选用制霉菌素、克霉唑、咪康唑、益康唑栓剂，任选其一。首选硝酸咪康唑栓。

第二节　盆腔炎性疾病

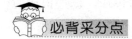

1. 盆腔炎性疾病（PID）是由女性上生殖道炎症引起的一组疾病，包括**子宫内膜炎**、输卵管炎、输卵管-卵巢脓肿和盆腔腹膜炎。

2. PID多发生在**性活跃期、有月经**的女性。

3. 病原体引起PID主要通过**生殖道黏膜上行蔓延、经淋巴系统蔓延、经血循环传播及直接蔓延**4个途径进行感染和扩散。

4. **沿生殖道黏膜上行蔓延**是非妊娠期、非产褥期PID的主要感染途径。

5. PID 常见症状为下腹痛和阴道分泌物增多。腹痛为**持续性、活动或性交后加重**。

6. 《中华医学会妇产科学分会感染性疾病协作组盆腔炎性疾病诊治规范（2019 修订版）》推荐的**最低诊断标准**为在性活跃期女性及其他患 STD 的高危女性，如排除其他病因且满足以下条件之一者，应诊断 PID 并给予 PID 经验性治疗：①子宫压痛；②附件区压痛；③子宫颈举痛。

7. 盆腔炎性疾病若未能得到及时、彻底治疗，可导致**不孕**、输卵管异位妊娠、慢性盆腔痛，炎症易反复发作。

8. 盆腔炎性疾病以**抗菌药物治疗**为主，必要时行手术治疗。

9. 盆腔炎性疾病抗感染治疗原则：**经验性、广谱性、及时性和个体化**。

10. 盆腔炎性疾病门诊治疗方案 A：**头孢曲松钠** 250mg，单次肌内注射；或头孢西丁钠 2g，单次肌内注射；也可选用其他第三代头孢菌素类抗生素，如头孢噻肟和头孢唑肟钠。

11. 盆腔炎性疾病序贯口服药物：为覆盖**厌氧菌**，加用硝基咪唑类药物甲硝唑 0.4g，每 12 小时 1 次，口服 14 日。为覆盖**沙眼衣原体或支原体**，可加用多西环素 0.1g，每 12 小时 1 次，口服 10~14 日；或米诺环素

0.1g，每 12 小时 1 次，口服 10～14 日；或阿奇霉素 0.5g，每日 1 次，连服 1～2 日后改为 0.25g，每日 1 次，连服 5～7 日。

12. 盆腔炎性疾病门诊治疗方案 B：**氧氟沙星** 400mg，口服，每日 2 次，连用 14 日；或左氧氟沙星 500mg，口服，每日 1 次，连用 14 日。同时加用甲硝唑 0.4g，每日 2～3 次，口服，连用 14 日。

13. 盆腔炎性疾病住院治疗方案 A：以 **β-内酰胺类抗菌药物为主**的方案，可选用第二代头孢菌素或第三代头孢菌素类、头霉素类、氧头孢烯类抗菌药物，静脉滴注，根据具体药物的半衰期决定给药间隔时间。

14. 盆腔炎性疾病住院治疗方案 B：**喹诺酮类药物与甲硝唑联合方案**。

15. 盆腔炎性疾病住院治疗方案 C：以 **β 内酰胺类+β-内酰胺酶抑制剂类抗菌药物为主**的方案。

16. 盆腔炎性疾病住院治疗方案 D：**克林霉素与氨基糖苷类药物联合方案**。

17. 盆腔炎性疾病**手术治疗**主要用于治疗抗菌药物控制不满意的输卵管-卵巢脓肿或盆腔脓肿。

18. 静脉给药治疗者应在临床症状改善后继续静脉给药**至少 24 小时**，然后转为口服药物治疗，总治疗时间至少持续 14 日。

19. 如确诊为**淋病奈瑟球菌感染**，首选非静脉给药方案 A（门诊治疗）或静脉给药（住院治疗）方案 A，对于选择非第三代头孢菌素类药物者应加用针对淋病奈瑟球菌的药物。

20. 提醒患者应用头孢菌素类药物期间及用药 1 周内应**避免饮酒或酒精性饮料**。

第三节 多囊卵巢综合征

必背采分点

1. 多囊卵巢综合征（PCOS）是一种育龄期女性最常见的妇科内分泌及代谢性疾病，临床主要以**高雄激素、排卵功能障碍和多囊卵巢**为特征。

2. PCOS 一般在**青春期**起病，临床表现复杂，主要有月经异常（主要症状）、高雄激素表型（多毛症、痤疮或高雄激素血症）、肥胖和不孕等。

3. 多囊卵巢综合征可见**黑棘皮症**，即阴唇、颈背部、腋下、乳房下和腹股沟等处皮肤皱褶部位出现灰褐色色素沉着，呈对称性，皮肤增厚，质地柔软。

4. "多囊卵巢"是**超声检查**对卵巢形态的描述，其鹿特丹标准为：单侧或双侧卵巢内直径 2~9mm 的卵泡数≥12 个，和（或）卵巢体积≥10mL（卵巢体积按 0.5×长径×横径×前后径计算）。

5. PCOS 的诊断是排除性诊断，国际上先后制定了 **NIH、鹿特丹、AES 等**多个诊断标准。

6. <u>生活方式干预</u>是 PCOS 女性首选的一线治疗策略，可有效改善 PCOS 女性健康相关的生命质量。

7. <u>二甲双胍</u>适用于伴胰岛素抵抗的 PCOS 女性，以及伴有不孕、氯米芬抵抗 PCOS 女性促性腺激素促排卵前的预治疗。

8. <u>噻唑烷二酮类胰岛素增敏剂</u>常用于二甲双胍禁忌或疗效不佳时的无生育要求 PCOS 女性，联合二甲双胍具有协同治疗效果。

9. <u>缓解高雄激素表型</u>（多毛症、痤疮和男性样脱发）是治疗 PCOS 的主要目的。

10. 建议<u>短效复方口服避孕药（COC）</u>作为青春期和育龄期 PCOS 女性高雄激素血症及多毛症、痤疮的首选治疗。

11. <u>醋酸环丙孕酮</u>属高效孕酮，有较强抗雄激素作用。

12. 螺内酯适用于 COC 治疗效果不佳、存在禁忌或不能耐受 COC 的高雄激素 PCOS 女性。

13. 糖皮质激素适用于 PCOS 的高雄激素分泌为肾

上腺来源或肾上腺和卵巢混合来源者,常用药物为**地塞米松**。

14. **周期性使用孕激素**调节月经是青春期、围绝经期 PCOS 女性的首选,也可用于育龄期有妊娠计划的 PCOS 女性。

15. **短效 COC** 调节月经是育龄期无生育要求的 PCOS 女性的首选;青春期 PCOS 女性酌情可用;围绝经期可用于无血栓栓塞事件高危因素的 PCOS 女性,但不作为首选。

16. **枸橼酸氯米芬(CC)** 是 PCOS 诱导排卵的传统一线用药,属于说明书许可用药。

17. **来曲唑(LE)** 可作为 PCOS 诱导排卵的一线用药;并可用于 CC 抵抗或失败 PCOS 女性的治疗。

18. 不常规推荐**腹腔镜卵巢打孔术**,主要适用于 CC 抵抗、LE 治疗无效、顽固性 LH 分泌过多、因其他疾病(如输卵管粘连、梗阻等)需腹腔镜检查盆腔者。

19. **体外受精-胚胎移植(IVF-ET)** 是不孕 PCOS 女性的三线治疗方案。

20. 接受促排卵药物的患者中,约 20% 发生不同程度**卵巢过度刺激综合征**。

第四节 绝经综合征

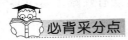

1. 绝经可分为**自然绝经和人工绝经**两种。
2. **月经紊乱**是绝经过渡期的常见症状。
3. **潮热**严重时可影响妇女的日常工作、生活和睡眠,是绝经后妇女需要性激素治疗的主要原因。
4. 超过 50% 的绝经期女性会出现**泌尿生殖系统绝经综合征**。
5. 绝经激素治疗（MHT）属医疗措施,启动 MHT 应在有适应证、无禁忌证、绝经女性本人有通过 MHT 改善生命质量的主观意愿之前提下**尽早开始**。
6. MHT 必须**个体化**。
7. 主要口服的**天然雌激素**为 17β - 雌二醇、戊酸雌二醇和结合雌激素。
8. **地屈孕酮**是最接近天然的孕激素,对乳腺刺激较小。
9. **雌激素、孕激素序贯制剂**包括雌二醇/雌二醇 - 地屈孕酮片和戊酸雌二醇/雌二醇 - 醋酸环丙孕酮片。
10. 雌激素、孕激素连续联合制剂如**雌二醇/屈螺**

酮片。

11. **经皮雌激素**有雌二醇凝胶和半水合雌二醇贴片。

12. **经阴道雌激素**有雌三醇乳膏、普罗雌烯阴道胶丸、氯喹那多-普罗雌烯阴道片。

13. 口服**地屈孕酮**10~20mg/d 或微粒化孕酮 200~300mg/d 或醋酸甲羟孕酮 4~6mg/d，于月经或撤退性出血的第 14 天起使用 10~14 天。

14. **左炔诺孕酮宫内系统**尤其适用于有子宫内膜增生的患者。

15. **单雌激素补充方案**适用于子宫已切除的妇女，通常连续应用。

16. 口服**戊酸雌二醇** 0.5~2mg/d 或 17β-雌二醇 1~2mg/d 或结合雌激素 0.3~0.625mg/d。

17. **雌激素、孕激素序贯方案**适用于有完整子宫、围绝经期或绝经后仍希望有月经样出血的妇女。

历年考题

【A 型题】1. 目前推荐的绝经期激素补充治疗的窗口期是（　　）

A. 绝经后 10 年之内或 60 岁以前

B. 大于 60 岁

C. 绝经后5年之内

D. 绝经后5年之内或大于60岁

E. 绝经后20年之内

【考点提示】 A。强调治疗的窗口期,一般为绝经10年之内或60岁之前。

【B型题】(2~4题共用备选答案)

A. 阴道应用雌激素

B. 雌、孕激素序贯方案

C. 单孕激素补充方案

D. 单雌激素补充方案

E. 雌、孕激素连续联合方案

2. 适用于绝经过渡期早期,调整卵巢功能衰退过程中出现的月经问题的治疗方案是(　　)

3. 适用于已切除子宫的绝经期妇女的治疗方案是(　　)

4. 适用于有完整子宫、不希望有月经样出血的绝经期妇女的治疗方案是(　　)

【考点提示】 C、D、E。单孕激素补充方案适用于绝经过渡期早期,调整卵巢功能衰退过程中出现的月经问题。单雌激素补充方案适用于子宫已切除的妇女,通常连续应用。雌、孕激素序贯方案适用于有完整子宫、围绝经期或绝经后仍希望有月经样出血的妇女。雌、孕激素连续联合方案适用于有完整子宫、绝经后不希望有月经样出血的妇女。

第五节 避孕保健

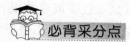

1. 激素避孕是指女性使用甾体激素药物避孕,其成分是**孕激素和(或)雌激素**,适用于无禁忌证的育龄女性,是一种高效避孕方法。

2. 目前常用的**雌激素**为炔雌醇、炔雌醚、雌二醇;常用的**孕激素**为炔诺酮、甲地孕酮,左炔诺孕酮(第二代),孕二烯酮及去氧孕烯(第三代)。

3. 按药物剂型一般可分为**口服避孕药、注射避孕针和缓释系统避孕药**。

4. 短效复方口服避孕药一般是**21 天**活性激素摄入期,联合 7 天的无激素间期。

5. **长效复方口服避孕药**由长效雌激素和人工合成孕激素配伍制成,服药 1 次可避孕 1 个月。

6. 低剂量单纯孕激素避孕药无雌激素成分,是需要避免使用雌激素但想要使用避孕药的女性,如**哺乳期**女性的一个选择。

7. 含 1.5mg **左炔诺孕酮**的紧急避孕药是目前女性最容易也无须处方即可获得的，需在无保护性生活后 72 小时内服用。

8. 注射避孕**高效、可逆**，无须每日给药，分为深部肌内注射和皮下注射给药。

9. **单纯孕激素注射剂**适用于哺乳期女性，或对雌激素不耐受（即有雌激素相关头痛、乳房压痛或恶心史）的女性。

10. 缓释系统避孕药包括**皮下埋植剂、阴道避孕环、避孕贴片、宫内节育系统**。

11. 一般阴道避孕环在性交时不必取出，如感不适可以取出，在性交后**3 小时内**再重新置入阴道。

12. 左炔诺孕酮宫内节育系统（LNG－IUD）一般在月经周期**第 3~7 天**放入。

13. 复方避孕药常见**不良反应**包括类早孕反应；阴道流血；月经量减少或停经；乳房胀痛；体重增加；皮肤褐斑；血栓栓塞性疾病；对肿瘤影响；血压的影响；对机体代谢的影响等。

14. 复方口服避孕药**漏服及补救**：漏服 1 片且未超过 12 小时，除须按常规服药 1 片外，应立即再补服 1 片，以后继续每天按时服用，无须采用其他避孕措施。如漏服超过 12 小时或漏服 2 片及以上时，原则为立即补服 1 片。

15. 停用避孕措施后**恢复生育力**是可逆避孕法的一个重要优势。

16. 短效复方口服避孕药于停药后即可妊娠，但**妊娠期间禁用**本品。

17. 长效复方口服避孕药内含激素成分及剂量与短效避孕药有很大不同，建议**停药一定时间后妊娠**较为安全。

18. 宫内节育器（IUD）是一种放置在子宫腔内，能达到避孕目的的器具，具有**安全、有效、简便、经济、长效和可逆**等特点。

19. **含铜宫内节育器**可用于紧急避孕，特别适合希望长期避孕且符合放置节育器者及对激素应用有禁忌者。

20. **屏障避孕法**是作为屏障阻止精子进入宫颈而达到避孕目的，有女用避孕套、阴道隔膜、宫颈帽和避孕海绵等。

21. 输卵管绝育术被视为**永久性避孕**方法。

22. **男用避孕套**是最常见的屏障避孕法。

23. **输精管结扎术**安全、高效，早期是不可逆的永久性避孕手术，但现代医学已能实施输精管复通术并恢复生育力。

24. 长效可逆避孕措施（LARC）是目前**最有效**的避孕措施，如宫内节育系统、皮下埋植剂和可逆绝育术等。

25. **人工流产**是指因意外妊娠、疾病等原因而采用人工方法终止妊娠，是避孕失败的补救方法。

26. 手术流产是采用手术方式终止妊娠，包括**负压吸引术和钳刮术**。

27. 我国目前用于药物流产的药物主要是**米非司酮配伍米索前列醇**。

28. 顿服法：第一日空腹顿服**米非司酮** 150～200mg，服药后第三日上午服用米索前列醇 600μg，服药前、后空腹1小时，留院观察6小时。

29. 药物流产过程中几乎所有服药者都会发生阴道出血。如出现长期大量出血（每4小时或在连续2小时内湿透2条加厚卫生巾）是**不完全流产或其他并发症**的征兆，应立即就医。

30. 药物流产后持续发热38℃或更高并伴重度腹痛，或流产后数天盆腔触痛，应警惕**继发感染**可能，应及时来医院就诊。

历年考题

【A 型题】1. 用于紧急避孕的药物是（　　）

A. 左炔诺孕酮   B. 黄体酮
C. 甲睾酮   D. 罗格列酮
E. 丁螺环酮

【考点提示】A。含 1.5mg 左炔诺孕酮的紧急避孕药是目前女性最容易也无须处方即可获得的，需在无保护性生活后 72 小时内服用。

【A 型题】2. 短效口服避孕药的主要成分是( )

A. 孕激素 + 雄激素   B. 雌激素
C. 孕激素   D. 雌激素 + 雄激素
E. 雌激素 + 孕激素

【考点提示】E。复方短效口服避孕药是雌激素和孕激素组成的复合制剂。雌激素成分为炔雌醇，孕激素成分各不相同，构成不同配方及制剂。主要作用机制为抑制排卵，正确使用避孕药的有效率接近 100%。

【A 型题】3. 患者向药师咨询，停用口服避孕药后多久可备孕。下列答复中，正确的是( )

A. 复方短效口服避孕药停药 6 个月后方可备孕
B. 复方短效口服避孕药停药后即可备孕
C. 复方短效口服避孕药停药 3 个月后方可备孕
D. 长效避孕药停药后即可备孕
E. 长效避孕药停药 3 个月后方可备孕

药学综合知识与技能

【考点提示】B。短效复方口服避孕药于停药后即可妊娠,但妊娠期间禁用本品。长效复方口服避孕药内含激素成分及剂量与短效避孕药有很大不同,建议停药一定时间后妊娠较为安全。

第十七章 中毒解救

第一节 一般救治措施

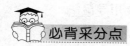必背采分点

1. 急性中毒救治的步骤是：①快速确定诊断，估计中毒程度；**②尽快排出尚未吸收的毒物，以降低中毒程度**；③对已吸收的毒物采取排毒和解毒措施；④对症与支持治疗。

2. 吸入性中毒应**尽快使患者脱离中毒环境**，呼吸新鲜空气，必要时给予氧气吸入、进行人工呼吸。

3. 经皮肤和黏膜吸收中毒，对由伤口进入或其他原因进入局部的药物中毒，要用**止血带结扎**，尽量减少毒物吸收，必要时行局部引流排毒。

4. 眼内污染毒物时，必须立即**用清水冲洗至少5分钟**，并滴入相应的中和剂；对固体的腐蚀性毒物颗粒，要用眼科器械取出异物。

5. 大多数中毒患者为口服摄入，排毒最直接的方法是**催吐、洗胃**。

6. 洗胃的目的主要是清除胃内毒物，阻止毒物吸收和毒物吸附，对**水溶性药物中毒**，洗胃比较适用。

7. 强腐蚀剂中毒患者**禁止洗胃**，因可能引起食道及胃穿孔。

8. 导泻一般用硫酸钠或硫酸镁 15～30g 溶解于200mL 水中内服导泻，以**硫酸钠**较为常用。

9. 若毒物引起严重腹泻，则不能用**导泻法**。

10. 腐蚀性毒物中毒或极度衰弱者**禁用导泻法**。

11. 镇静药与催眠药中毒时，避免使用**硫酸镁**导泻。

12. 灌肠一般用**1% 微温盐水**、1% 肥皂水或清水，或将药用炭加于洗肠液中，以加速毒物吸附后排出。

13. 血液净化的方法主要有**血液透析**、腹膜透析、血液灌注、血液滤过和血浆置换等。

14. 某些毒物有特效的拮抗剂，因此在进行排毒的同时，应积极使用特效拮抗剂。拮抗剂可分为四类：物理性拮抗剂、化学性拮抗剂、**生理性拮抗剂**、特殊解毒剂。

15. 物理性拮抗剂：药用炭等可吸附中毒物质，蛋白、牛乳可沉淀重金属，并**对黏膜起保护润滑**作用。

16. **二巯丙醇**用于砷、汞、金、铋及酒石酸锑钾中毒。

17. **二巯丁二钠（二巯琥珀酸钠）** 用于锑、铅、汞、砷的中毒，并预防镉、钴、镍的中毒。

18. **依地酸钙钠（解铅乐、EDTA Na－Ca）** 用于铅、锰、铜、镉等中毒，尤以铅中毒疗效好，也可用于镭、钚、铀、钍中毒。

19. **青霉胺（D－盐酸青霉胺）** 用于铜、汞、铅中毒的解毒，治疗肝豆状核变性病。

20. **亚甲蓝（美蓝）** 用于氰化物中毒，小剂量可治疗高铁血红蛋白血症（亚硝酸盐中毒等）。

21. **硫代硫酸钠（次亚硫酸钠）** 主要用于氰化物中毒，也用于砷、汞、铅中毒等。

22. 碘解磷定（解磷定）用于**有机磷**中毒。

23. 氯磷定用于**有机磷**中毒。

24. 双复磷用途同氯磷定。其特点是能通过**血－脑屏障**。

25. 盐酸戊乙奎醚用于**有机磷农药中毒**和中毒后期或胆碱酯酶（ChE）老化后维持阿托品化。

26. 亚硝酸钠治疗**氰化物中毒**。

27. 乙酰胺（解氟灵）用于**有机氟杀虫农药中毒**。

28. 乙酰半胱氨酸用于对**乙酰氨基酚过量**所致的中毒。

29. 氟马西尼用于**苯二氮䓬类药物**过量或中毒。

历年考题

【A型题】1. 通过血液和腹膜透析均可清除的药物是(   )

　　A. 地高辛　　　　　B. 环丙沙星
　　C. 布洛芬　　　　　D. 头孢唑林
　　E. 妥布霉素

【考点提示】E。血液和腹膜透析均可清除的药物：妥布霉素；不能由透析清除：地高辛；能由血液透析清除而不能由腹膜透析清除尚无可靠资料的：布洛芬；不能由腹膜透析清除但是能由血液透析清除：环丙沙星。

【B型题】(2~3题共用备选答案)

　　A. 氟马西尼　　　　B. 青霉胺
　　C. 乙氟胺　　　　　D. 纳洛酮
　　E. 亚硝酸钠

2. 用于治疗铅中毒的特殊解毒剂是 (   )

3. 用于治疗二氮䓬类药物中毒的特殊解毒剂是(   )

【考点提示】B、A。青霉胺可用于驱铅治疗，但是由于毒性较大现已不推荐使用。因为络合剂不能移出骨组织中的铅，因此，治疗后可出现血铅水平反弹，症状反复，可再次驱铅治疗。氟马西尼是特异的苯二氮䓬受体拮抗剂，能快速逆转昏迷。

第二节 催眠药、镇静剂、阿片类及其他常用药物中毒

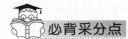

1. 巴比妥类镇静催眠药中毒表现以<u>中枢神经系统抑制症状</u>为主。

2. <u>血液、呕吐物及尿液</u>的巴比妥测定有助于确立中毒物质。

3. 巴比妥类镇静催眠药重度中毒可有一段**兴奋期**，患者可发生狂躁、谵妄、幻觉、惊厥、瞳孔放大（有时缩小）、全身反应弛缓，角膜、咽、腱反射均消失，瞳孔对光反射存在，昏迷逐渐加深。

4. 苯二氮䓬类镇静催眠药中毒偶可发生过敏性皮疹、白细胞减少症和**中毒性肝炎**。

5. **氟马西尼**是特异的苯二氮䓬受体拮抗剂，能快速逆转昏迷，首次静脉注射剂量为 0.3mg。如果在 60 秒内未达到所需的清醒程度，可重复使用直至患者清醒或达总量 2mg。

6. 氟马西尼可致焦虑、头痛、眩晕、恶心、呕吐、震颤等不良反应，可能引起**急性戒断**状态。

7. 阿片类药物主要包括阿片、吗啡、可待因、复方樟脑酊等，主要作用是**抑制中枢神经系统**。

8. 这类药在镇痛的同时还可引起**欣快感觉**，诱使用药者有重复用药的要求。

9. 阿片类药物中毒，在中毒患者因窒息而发生虚脱之前，其**脊髓反射**可以增强。

10. 急性吗啡中毒后，在 6~12 小时内多死于**呼吸麻痹**；超过 12 小时后，往往呼吸道感染而死于肺炎；超过 48 小时者预后较好。故应争取时间迅速治疗。

11. **纳洛酮和烯丙吗啡**为阿片类药物中毒的首选拮抗剂，其化学结构与吗啡相似，但与阿片受体的亲和力大于阿片类药物，能阻止吗啡样物质与受体结合，从而消除吗啡等药物引起的呼吸和循环抑制等症状。

12. 纳洛酮肌内注射或静脉注射，一次**0.4~0.8mg**，可致肺水肿、室颤等不良反应。

13. 盐酸丙烯吗啡也有对抗吗啡的作用，肌注或静脉注射 5~10mg，必要时 10~15 分钟重复给药，总量不超过**40mg**。

14. 三环类抗抑郁药具有中枢和周围抗胆碱能作用，抑制心肌收缩，心排出量降低，并影响化学和压力感受器，从而引起**低血压**。

15. 吩噻嗪类抗精神病药中毒，治疗奎尼丁样心脏毒性（Q-T 间期延长、QRS 波宽大）：可用**5％碳酸氢钠**注射液静脉滴注。

16. 苯丙胺类物质中毒，急性中毒以**中枢神经系统**表现为主。

17. 瘦肉精中毒，患者可通过食用**含瘦肉精的动物内脏或肉类**导致中毒。

18. 血中乙醇浓度达**0.35％~0.40％**时可导致死亡。

19. 急性乙醇中毒成人大致可分为三期：兴奋期、**共济失调期**、昏睡期。

20. **纳洛酮**能解除酒精中毒的中枢抑制，并能促进乙醇体内转化，缩短昏迷时间，有催醒作用。可肌内或静脉注射，每次 0.4~0.8mg，静脉注射 1~2 分钟即可达到峰浓度，必要时可间隔 1 小时重复给药。

历年考题

【X 型题】1. 治疗乙醇中毒的措施中，正确的有（　　）

　A. 单纯急性轻度乙醇中毒不需要治疗，居家嘱其保暖，防止呕吐物误吸

　B. 催吐、洗胃和活性炭不适用于单纯性乙醇中毒

C. 急性酒精中毒者，肌内或静脉注射阿扑吗啡

D. 急性酒精中毒者，肌内或静脉注射纳洛酮

E. 严重酒精中毒者，静脉注射50%葡萄糖注射液、胰岛素，同时肌内注射维生素B_1、维生素B_6

【考点提示】ABDE。由于酒精吸收迅速，催吐、洗胃和活性炭不适用于单纯酒精中毒患者。洗胃应评估病情，权衡利弊。严重者，静脉注射50%葡萄糖注射液100mL，胰岛素20U；同时肌内注射维生素B_1、维生素B_6及烟酸各100mg，以加速乙醇在体内氧化，促进清醒。促酒精代谢药物美他多辛是乙醛脱氢酶激活剂，并能拮抗急、慢性酒精中毒引起的乙醇脱氢酶（ADH）活性下降；加速乙醇及其代谢产物乙醛和酮体经尿液排泄，属于促酒精代谢药。每次0.9g静脉滴注给药。给患者适当保暖；如有脱水现象，应即补液；低血压时，用升压药物及其他抗休克疗法。急性酒精中毒应慎重使用镇静剂，烦躁不安、过度兴奋者，可用小剂量苯二氮䓬类药；有惊厥者可酌用地西泮、10%水合氯醛等。勿使用吗啡及巴比妥类药，防止加重呼吸抑制。血液透析可用于病情危重或经常规治疗病情恶化患者。

【X型题】2. "瘦肉精"中毒的解救方法有（　　）

A. 催吐　　　　　　　　B. 洗胃

C. 导泻　　　　　　　　D. 给予美托洛尔

E. 给予克伦特罗

【考点提示】 ABCD。轻度中毒，停止饮食，平卧，多饮水，静卧后可好转。重度中毒，催吐、洗胃、导泻；监测血钾，适量补钾；口服或者静脉滴注 β-受体阻断剂如普萘洛尔、美托洛尔、艾司洛尔等。

第三节 有机磷、香豆素类杀鼠药、氟乙酰胺、氰化物、磷化锌及各种重金属中毒

必背采分点

1. 有机磷农药急性中毒后，经一定的潜伏期即开始出现相应的临床症状。一般而言，经消化道中毒者，其潜伏期约**0.5小时**，空腹时潜伏期更短；皮肤接触者潜伏期8~12小时；呼吸道吸入者在1~2小时内发病。

2. 有机磷中毒按照临床表现可分为三级：轻度中毒、中度中毒、重度中毒。中度中毒上述症状更加明显、精神恍惚、言语不清、流涎、肌肉颤动、瞳孔缩小、肺部有湿啰音。血胆碱酯酶活力降至**30%~50%**。

3. 脱离中毒环境，脱去被污染衣服，用**肥皂水或1%~5%碳酸氢钠溶液**反复清洗被污染的皮肤和头皮。

4. 有机磷中毒解毒剂碘解磷定，重度中毒：缓慢静脉注射**1~1.2g**，30分钟后如不显效，可重复给药，好转后逐步停药。

5. 有机磷中毒解毒剂氯解磷定，轻度中毒：肌内注射**0.25~0.5g**，必要时2小时后重复给药1次。

6. 用阿托品治疗重度中毒的原则是"**早期、足量、重复给药**"，达到阿托品化而避免阿托品中毒。

7. 香豆素类杀鼠药口服中毒者，应及早催吐、洗胃和导泻。禁用**碳酸氢钠溶液**洗胃。

8. 氟乙酰胺急性中毒时，可出现中枢神经系统障碍和**心血管系统障碍**为主的两大症候群。

9. 氟乙酰胺中毒后，潜伏期较**短（30~120分钟）**。

10. **抽搐**是氟乙酰胺中毒最突出的表现，来势凶猛，反复发作并且进行性加重，常导致呼吸衰竭而死亡。

11. 氟乙酰胺中毒口服者洗胃，用**氢氧化铝凝胶或蛋清**保护消化道黏膜。皮肤污染引起中毒者立即脱去污染衣物，彻底清洗皮肤。

12. 氟乙酰胺中毒对症治疗，如有抽搐、惊厥患者可给予**镇静剂或冬眠疗法**。

13. 吸入高浓度氰化氢气体可导致猝死，非猝死患者呼出气体中可有**苦杏仁**气味。

14. 吸入氰化物中毒者立即将**亚硝酸异戊酯**1~2安

瓶包在手帕内打碎,紧贴在患者口鼻前吸入,每 1~2 分钟吸入 15~30 秒。根据病情反复吸入数次,直至静脉注射亚硝酸钠为止。

15. 磷化锌是一种毒鼠药,具有**蒜臭味**。

16. 磷化锌食后多在 **48 小时内**发病。

17. 根据磷化锌中毒的主要表现,其临床过程一般可分为 3 期,第 1 期为**立即反应期**,服药数小时内,上腹部疼痛、恶心、呕吐,严重者可并发上消化道出血,此期可持续 7~8 小时。

18. 第 2 期为**缓解期**,胃肠道症状有不同程度的缓解,甚至完全消失,患者可无自觉症状,一般持续 1~3 天。

19. 第 3 期为**全身反应期**,其表现以神经系统和心肝肾等实质脏器受损为主,此期一般 1~3 周不等。

20. 磷化锌中毒的抢救治疗包括催吐、洗胃、导泻、对症和支持疗法。口服中毒者,立即用 **1% 硫酸铜溶液**催吐。禁用阿扑吗啡。

21. 磷化锌中毒洗胃后口服**硫酸钠**(忌用硫酸镁)30g 导泻。禁用油类泻剂,也不宜用蛋清、牛奶、动植物油类,因磷能溶解于脂肪中,可促进吸收而加重中毒。

22. 磷化锌中毒对症治疗:呼吸困难时给氧,并给予**氨茶碱**。禁用胆碱酯酶复活剂。

23. 铅中毒以无机铅中毒为多见，主要损害神经系统、消化系统、造血系统及肾脏。职业性铅中毒的侵入途径主要是经过**呼吸道吸入**。

24. 急性铅中毒主要是通过**消化道摄入**。

25. 急性铅中毒可表现为恶心、呕吐、口内有**金属味**、腹胀、腹绞痛、便秘或腹泻、血压升高，但是腹部没有明显的压痛点和肌紧张。

26. 清除毒物脱离污染源，经消化道引起的急性中毒应立即用**1%硫酸镁或硫酸钠**洗胃，以形成难溶性铅盐，阻止铅吸收。

27. 由环境污染引起的汞中毒事件罕见。急性汞中毒主要由口服升汞等汞化合物引起，慢性中毒大多数由**长期吸入汞蒸气**引起，少数由应用汞制剂导致。

28. 急性汞中毒：经口服中毒患者在服用数分钟到数十分钟之内可出现**急性腐蚀性口腔炎和胃肠炎**，口腔和咽喉灼痛，并有恶心、呕吐、腹痛、腹泻。

29. 驱汞治疗，二巯丙磺钠用于急性金属中毒时可静脉注射，每次**5mg/kg**，每4~5小时1次，第二日，2~3次/日，以后1~2次/日，7日为1疗程。

历年考题

【A型题】1. 解救有机磷中毒过程中，如阿托品应

中毒解救 **第十七章**

用过量，应立刻给予（　　）

A. 毛果芸香碱　　　　B. 东莨菪碱

C. 麻黄碱　　　　　　D. 山莨菪碱

E. 茶碱

【考点提示】A。阿托品化的指征是瞳孔扩大、面部潮红、皮肤干燥、口干、心率加快。当达到阿托品化或毒蕈碱样症状消失时，酌情减量、延长用药间隔时间，并维持用药数日。严重缺氧的中毒患者，使用阿托品时有发生室颤的危险，应同时给氧。对伴有体温升高的中毒患者，应物理降温，并慎用阿托品。阿托品与胆碱酯酶复活剂合用时，阿托品剂量应适当减少。患者如出现谵妄、躁动、幻觉、全身潮红、高热、心率加快甚至昏迷时，则为阿托品中毒，应立即停用阿托品，并可用毛果芸香碱解毒，但不宜使用毒扁豆碱。

【A型题】2. 乙酰胺可以用于解救（　　）

A. 有机氟农药中毒　　B. 有机磷农药中毒

C. 有机硫农药中毒　　D. 灭鼠药中毒

E. 有机氯农药中毒

【考点提示】A。氟乙酰胺性质稳定，通常情况下，经过长期保存或经高温、高压处理后毒性不变，属于高毒类灭鼠药。氟乙酰胺中毒特殊解毒剂乙酰胺（解氟灵）肌内注射，一次2.5~5g，一日2~4次，或一日

0.1~0.3g/kg，分2~4次注射。

【B型题】（3~5题共用备选答案）

A. 阿托品+碘解磷定　　B. 氟马西尼

C. 硫代硫酸钠　　　　　D. 乙酰半胱氨酸

E. 纳洛酮

3. 有机磷中毒的解救药物是（　　）

4. 地西泮中毒的解救药物是（　　）

5. 阿片类药物中毒的解救药物是（　　）

【考点提示】A、B、E。有机磷中毒的解救药物是阿托品+碘解磷定。阿托品：1~2mg（肌内注射或静脉注射，严重中毒时可加大5~10倍），每15~20分钟重复1次，直到青紫消失，继续用药到病情稳定，然后用维持量，有时需用药2~3天。碘解磷定：轻度中毒：静脉注射0.4g，必要时2小时后重复给药1次；中度中毒：静脉注射0.8~1g，以后每小时给0.4~0.8g；重度中毒：缓慢静脉注射1~1.2g，30分钟后如不显效，可重复给药，好转后逐步停药。氟马西尼用于苯二氮䓬类药物过量或中毒。纳洛酮用于急性阿片类中毒（表现为中枢和呼吸抑制）及急性酒精中毒。

【X型题】6. 用于有机磷中毒的解救药物有（　　）

A. 阿托品　　　　　B. 碘解磷定

C. 氟马西尼　　　　D. 亚甲蓝

E. 硫代硫酸钠

【考点提示】AB。应用解毒剂：有机磷中毒解毒剂，阿托品 1~2mg（肌内注射或静脉注射，严重中毒时可加大 5~10 倍），每 15~20 分钟重复 1 次，直到青紫消失，继续用药到病情稳定，然后用维持量，有时需用药 2~3 天。碘解磷定：轻度中毒：静脉注射 0.4g，必要时 2 小时后重复给药 1 次；中度中毒：静脉注射 0.8~1g，以后每小时给 0.4~0.8g。

【X 型题】7. 氰化物中毒的解毒剂有（　　）

A. 亚硝酸钠　　　　　B. 亚甲蓝
C. 硫代硫酸钠　　　　D. 纳洛酮
E. 巯丙醇

【考点提示】ABC。吸入中毒者立即将亚硝酸异戊酯 1~2 安瓿包在手帕内打碎，紧贴在患者口鼻前吸入，每 1~2 分钟吸入 15~30 秒。根据病情反复吸入数次，直至静脉注射亚硝酸钠为止。静脉注射 3% 亚硝酸钠 10~15mL，加入 25% 葡萄糖注射液 20mL，缓慢注射不少于 10 分钟，以防血压突然下降。如有休克先兆应停止给药。随即用同一针头，静脉注射 50% 硫代硫酸钠 20~40mL，必要时可于 1 小时后重复给药。轻度中毒者可单用此药。也可静脉注射亚甲蓝，一次按体重 5~10mg/kg，最大剂量为 20mg/kg。

第四节 蛇咬伤中毒

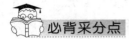

必背采分点

1. 普通的蛇咬伤只在人体伤处皮肤留下细小的齿痕，轻度刺痛，有的可出现小水疱，无全身性反应，一般无不良后果。可用**70％乙醇**消毒，外加纱布包扎。

2. 蛇毒含有毒性蛋白质、多肽和酶类，是剧毒物，只需极小量即可致人死命。按其对人体的作用可分为**神经毒**、血循毒和混合毒三类。

3. 防止毒液扩散和吸收，用绳索、手帕、植物藤、布带将伤口的近心端**5cm**处捆住，防止毒素继续在体内扩散。每隔15~20分钟放松带子1~2分钟以防肢体缺血坏死。

4. 迅速排除毒液：用水或**1:5000高锰酸钾溶液**反复冲洗伤口及周围皮肤，以洗掉伤口外表毒液。同时在伤口上做多个"十"字小切口以便排毒。

5. 抗蛇毒血清有单价的和多价的两种，**单价抗毒血清**对已知的蛇类咬伤有较好的效果。用前须做过敏试验，如结果阳性则应当采用脱敏注射法。